Catalogage avant publication de Bibliothèque et Archives nationales
du Québec et Bibliothèque et Archives Canada

Ruelens, Danielle
    La ménopause : une approche intégrée
    3e édition.
    (Collection Santé)
    ISBN 978-2-7640-2167-5
    1. Ménopause – Hormonothérapie. 2. Ménopause – Médecines parallèles. 3. Femmes
d'âge moyen –Santé et hygiène. I. Lépine, Paul. II. Titre. III. Collection : Collection Santé
(Éditions Québec-Livres).
    RG186.L46 2013   618.1'75   C2013-941261-1PS9553.R366G72 2013

© 2013, Les Éditions Québec-Livres
pour la présente édition
Une société de Québecor Média
1055, boul. René-Lévesque Est, bureau 201
Montréal (Québec) H2L 4S5
Tél. : 514 270-1746

Tous droits réservés

Dépôt légal : 2013
Bibliothèque et Archives nationales du Québec

Pour en savoir davantage sur nos publications,
visitez notre site : **www.quebec-livres.com**

Éditeur : Jacques Simard
Infographie : Claude Bergeron

Imprimé au Canada

Gouvernement du Québec – Programme de crédit d'impôt pour l'édition
de livres – Gestion SODEC.

L'Éditeur bénéficie du soutien de la Société de développement des entre-
prises culturelles du Québec pour son programme d'édition.

Nous reconnaissons l'aide financière du gouvernement du Canada par
l'entremise du Fonds du livre du Canada pour nos activités d'édition.

DISTRIBUTEURS
EXCLUSIFS :

• Pour le Canada et les États-Unis :
MESSAGERIES ADP*
2315, rue de la Province
Longueuil, Québec J4G 1G4
Tél. : (450) 640-1237
Télécopieur : (450) 674-6237
* une division du Groupe Sogides inc.,
filiale du Groupe Livre Québecor Média inc.

• Pour la France et les autres pays :
INTERFORUM editis
Immeuble Paryseine, 3, Allée de la Seine
94854 Ivry CEDEX
Tél. : 33 (0) 4 49 59 11 56/91
Télécopieur : 33 (0) 1 49 59 11 33

**Service commande France
Métropolitaine**
Tél. : 33 (0) 2 38 32 71 00
Télécopieur : 33 (0) 2 38 32 71 28
Internet : www.interforum.fr

**Service commandes Export –
DOM-TOM**
Télécopieur : 33 (0) 2 38 32 78 86
Internet : www.interforum.fr
Courriel : cdes-export@interforum.fr

• Pour la Suisse :
INTERFORUM editis SUISSE
Case postale 69 – CH 1701 Fribourg
– Suisse
Tél. : 41 (0) 26 460 80 60
Télécopieur : 41 (0) 26 460 80 68
Internet : www.interforumsuisse.ch
Courriel : office@interforumsuisse.ch

Distributeur : OLF S.A.
ZI. 3, Corminboeuf
Case postale 1061 – CH 1701 Fribourg
– Suisse

Commandes : Tél. : 41 (0) 26 467 53 33
Télécopieur : 41 (0) 26 467 54 66
Internet : www.olf.ch
Courriel : information@olf.ch

• Pour la Belgique et le Luxembourg :
INTERFORUM BENELUX S.A.
Fond Jean-Pâques, 6
B-1348 Louvain-La-Neuve
Tél. : 00 32 10 42 03 20
Télécopieur : 00 32 10 41 20 24

DANIELLE RUELENS
naturopathe

PAUL LÉPINE
médecin

AUX HORMONES OU AU NATUREL ?

La ménopause

une approche intégrée

3e édition

LES ÉDITIONS
Québec-Livres

Une société de Québecor Média

Table des matières

PARTIE 1

Dr Paul Lépine

Avant-propos

Pourquoi ai-je décidé d'écrire un livre sur la ménopause avec Mme Danielle Ruelens, naturopathe? Pour de nombreuses raisons. La première, et la plus importante: parce que vous, mesdames, me l'avez demandé. La grande majorité des personnes qui me consultent m'ont exprimé le besoin de voir collaborer ensemble médecins et professionnels des médecines douces, d'une façon ouverte et respectueuse, au rétablissement et à l'amélioration de leur santé. Il y a quelques années, Mme Ruelens m'a invité à parler du traitement médical de la ménopause à un groupe de femmes qui suivaient son cours d'alimentation santé axé sur la ménopause. Certaines ont à ce moment exprimé le souhait de recevoir toute l'information en une seule rencontre, plutôt qu'en deux. C'est alors que l'idée d'une conférence conjointe de Mme Ruelens et moi sur les soins lors de la ménopause a germé. Celle-ci, dont ce livre est l'aboutissement, a connu de francs succès. Encore une fois, ce sont les femmes qui assistaient à ces conférences qui nous ont demandé un document écrit qui leur permettrait de revoir et d'approfondir le contenu qui y avait été discuté. Le voici enfin.

Certaines personnes se demanderont peut-être pourquoi je n'ai pas écrit seul ce volume, étant donné que j'ai à la fois des compétences médicales et une formation dans certaines médecines douces. Bien que j'aie une formation en homéopathie, je ne me suis jamais considéré comme un homéopathe. Pour moi, un homéopathe est un spécialiste en homéopathie. Or, je me considère plutôt comme un médecin généraliste qui connaît les rudiments de l'homéopathie, mais qui n'en fait pas une spécialité ou une exclusivité. Ma maîtrise de l'homéopathie, comme ma maîtrise de la médecine, est axée sur les soins des malaises courants. De son côté, Mme Ruelens a une formation approfondie en naturopathie, ce qui lui donne une vision globale des approches naturelles de la santé. Sa participation à ce livre est essentielle et l'enrichit énormément.

Si nous avons tous deux collaboré à la rédaction de cet ouvrage, c'est que nous sommes respectueux des compétences de l'un et de l'autre. Nous sommes ouverts à la discussion, à l'échange, aux débats. Nous sommes prêts à réviser nos positions au besoin. Nous sommes ouverts à tous les moyens qui peuvent vous aider à améliorer votre santé. Nous ne rejetons aucune approche, aucun outil, aucune profession. Ce qui nous réunit, c'est la profonde conviction qu'il est très utile, voire nécessaire, de tenir compte de la globalité de l'être humain lorsque nous souhaitons lui venir en aide. Nous croyons que toutes les recommandations, toutes les ordonnances doivent être respectueuses non seulement de votre corps, mais aussi de la totalité de votre être. Nous croyons également que vous êtes le principal artisan de votre santé. Par conséquent, notre rôle est celui d'un guide, d'un conseiller, d'un agent d'information.

Malheureusement, il semble que cette ouverture et cette collaboration rendent certains médecins mal à l'aise. Au moment d'écrire ces lignes, je suis en route vers Montréal afin de comparaître devant le syndic du Collège des médecins du Québec. En effet, un médecin a fait parvenir au

Collège l'annonce d'une conférence que Mme Ruelens et moi avons donnée à Laval à la fin de l'année 1999. Ayant pris connaissance de cette annonce, le syndic a enquêté afin de vérifier si je n'enfreignais pas le code de déontologie des médecins du Québec. Étant donné que la conférence était en partie soutenue financièrement par une compagnie de produits naturels, on m'a sérieusement conseillé de ne plus m'y impliquer dans ces conditions. Le fait que je ne parlais d'aucun produit naturel n'a rien changé, tout comme le fait que Mme Ruelens nommait des produits concurrents à notre commanditaire. Simplement participer à une conférence soutenue financièrement par une compagnie de produits naturels me mettait, selon eux, en conflit d'intérêt réel ou apparent. Mon avocate leur a demandé ce qu'il en était des médecins qui participaient à des conférences soutenues financièrement par des compagnies pharmaceutiques. Nous n'avons pas eu de réponses claires.

Malgré les ennuis que cela pourrait me causer sur le plan professionnel, je demeure profondément convaincu que ce livre est important. Trop souvent, nous ne voyons et entendons que les professionnels qui ont une vision restreinte et fermée de la santé. En caricaturant à peine, nous n'entendons que les médecins qui pensent que toutes les médecines douces ne sont que fraude et charlatanisme, et les professionnels des médecines douces qui pensent que toute la médecine moderne n'est que poison et violence.

Peu importe les moyens que vous utiliserez pour traverser la ménopause de la façon la plus harmonieuse possible, il est essentiel que vous preniez en considération l'ensemble de votre vie et que les changements que vous y apporterez soient en accord avec vos valeurs profondes, favorisent votre autonomie et soient bénéfiques pour votre corps. Ce n'est qu'à ces conditions que vous pourrez pleinement jouir de la vie. Je souhaite que ce livre vous aide à y parvenir.

Chapitre 1

Qu'est-ce que la ménopause?

Selon un dictionnaire médical réputé, la définition de la ménopause est «la fin de la fonction menstruelle. Elle correspond à la cessation de l'activité ovarienne et s'accompagne d'une régression des caractères sexuels, de bouffées de chaleur et, parfois, de perturbations psychiques et neuro-endocriniennes». Comme vous pouvez le constater, cette définition ne se préoccupe que de la nature physique et est plutôt décourageante. Il existe pourtant des preuves démontrant que les symptômes vécus à la ménopause ne sont pas qu'une question d'hormones. Par exemple, les femmes asiatiques, qui vivent le même changement hormonal à leur ménopause, n'ont pratiquement pas de symptômes. En Amérique du Nord, 80 % des femmes ont des symptômes; en Asie, c'est à peine 20 %. Comment expliquer ces différences alors que la baisse d'hormones est semblable?

Plusieurs facteurs sont à considérer. Un de ceux qui a été bien étudié est l'alimentation. Les Asiatiques retrouvent dans leur nourriture beaucoup plus de protéines végétales, ce qui semble bénéfique. Leur alimentation contient aussi beaucoup plus de phyto-œstrogènes, des substances naturelles d'origine végétale ayant, en partie, des effets semblables aux œstrogènes produits par les ovaires. Il ne semble pas que des facteurs génétiques entrent en ligne de compte. En effet, lorsque des populations asiatiques immigrent en Amérique et adoptent leur mode de vie, y compris leur alimentation, environ 80 % de ces femmes ressentent des symptômes de ménopause.

Selon moi, un autre facteur important est négligé: le rôle de la femme dans la société. Ici, la femme de cinquante ans ne reçoit aucune valorisation. Le marché du travail cherche et valorise des gens généralement plus jeunes. En général, l'écart entre les hommes et les femmes sur le marché du travail continue de favoriser les hommes. Par ailleurs, la culture nous projette une image de la femme extrêmement jeune, voire juvénile. La femme de cinquante ans ne se retrouve pas dans ces modèles qui sont des canons de beauté. Finalement, la plupart des femmes de cinquante ans qui ont eu des enfants les voient quitter le foyer familial ou, à tout le moins, être beaucoup plus indépendants. Que reste-t-il à la femme si elle n'est plus valorisée comme travailleuse, ni comme femme sexuée, ni comme mère? Dans la société asiatique traditionnelle, la situation est très différente. De la puberté à la ménopause, la femme est une citoyenne de deuxième ordre. Les hommes ont préséance sur elle en tout. La femme doit obéir à tous les hommes, y compris à ses propres fils. Cependant, lorsque la ménopause arrive, elle n'est plus considérée comme une femme mais bien comme une aînée, tout comme les hommes d'ailleurs. Il s'agit d'un rôle valorisé pour la sagesse et les expériences. La femme passe donc d'un rôle de citoyen de deuxième ordre à celui d'une personne respectée et respectable. Je suis personnellement convaincu que les différences dans le rôle de la femme dans nos deux sociétés expliquent en partie pourquoi il y a tant de différences dans les malaises ressentis au moment de la ménopause. Il est intéressant de noter que, dans la plupart des langues asiatiques, il n'y a même pas de mots pour traduire la notion de ménopause.

Pour la majorité des médecins, la ménopause représente toujours la cessation de production d'œstrogènes par les ovaires. Ceci amène évidemment une baisse du taux d'œstrogènes qui circulent dans le sang. À partir de cette définition, il devient évident que la solution consiste à donner des hormones pour ramener le taux d'œstrogènes à son niveau préménopausique. Les médecins réagissent à cette baisse hormonale comme ils réagissent aux autres baisses hormonales auxquelles ils sont confrontés.

Pourtant, il y a une différence fondamentale entre la baisse d'hormones à la ménopause et la baisse d'hormones attribuable à un problème de glande thyroïde, au diabète ou à toute autre maladie. Cette différence tient au fait que la baisse hormonale de la ménopause est naturelle; elle n'est pas due à une maladie. Mais les médecins, dont le travail quotidien est de soigner des malades, y réagissent comme s'il s'agissait d'une baisse hormonale causée par la maladie. Depuis le mouvement féministe, de plus en plus de femmes se sont élevées contre cette médicalisation de la ménopause. Il apparaît donc primordial de se rappeler que la ménopause est une étape normale dans la vie d'une femme. Pour moi, empêcher à tout prix la baisse hormonale liée à la ménopause est aussi erroné que si l'on voulait à tout prix essayer d'empêcher la hausse hormonale de la puberté ou celle de la grossesse. Ces étapes de la vie ne nécessitent des interventions médicales que lorsqu'elles ne se déroulent pas normalement. Par ailleurs, des interventions naturelles peuvent toujours être appropriées afin de rendre ces périodes de changements plus confortables.

Chapitre 2

Faire des choix

À l'âge de cinquante ans, les femmes au Québec ont, en moyenne, une espérance de vie de trente cinq ans supplémentaires. C'est donc dire que ce nouvel état hormonal amené par la ménopause sera présent pour de nombreuses années par la suite! Voilà pourquoi il est essentiel que les moyens que vous utiliserez, afin d'obtenir la meilleure santé possible durant ces années, soient conformes à vos idées et à vos valeurs.

Si vous vous obligez ou vous forcez à faire des choses avec lesquelles vous n'êtes pas à l'aise, il est probable que vous ne les suivrez pas très longtemps. Par contre, si ces outils sont conformes à vos valeurs, il y a beaucoup plus de chances que vous soyez capable de les maintenir pendant de très nombreuses années. Les statistiques de la Régie de l'assurance-maladie du Québec nous montrent que la grande majorité des femmes qui choisissent d'utiliser des hormones cessent de les prendre après moins de deux ans. Les médecins attribuent cette situation au fait que les femmes manquent d'informations. C'est pourquoi les spécialistes de la question suggèrent aux médecins de donner plus d'informations, d'être davantage convaincants. Je crois plutôt qu'il s'agit là d'une certaine sagesse. Comme vous le verrez plus loin, il peut être tout à fait raisonnable, dans certaines circonstances, d'employer un traitement hormonal pour une période de quelques mois à quelques années. Mon analyse professionnelle de cette situation est en accord avec le comportement spontané de la majorité des femmes, et cela me rassure.

De plus en plus de femmes recherchent d'autres solutions que l'hormonothérapie. Cependant, après de multiples recherches, elles en ressortent souvent plus confuses qu'avant. Pourquoi? Parce que cela tient à la différence fondamentale entre une approche médicale et une approche naturelle, ainsi qu'à la difficulté à accepter qu'il n'y ait pas de solution parfaite. Les médecins insistent énormément sur les risques de maladies, d'incapacité et de mort associés à cette période de la vie. Cela crée beaucoup d'anxiété chez les femmes. Par conséquent, elles veulent des assurances, voire des garanties, que les moyens proposés leur permettront d'éviter tous ces problèmes.

Malheureusement, même une approche médicale ne peut garantir l'absence de maladies, d'incapacité ou de décès prématuré; aucune approche n'est parfaite. Dans cette optique de prévention, il s'agit d'une situation de gestion des risques. Ne rien faire comporte des risques, faire quelque chose comporte aussi des risques, mais souvent de nature différente. Vue de cette façon, la vie est un risque. À la blague, on peut même dire que la vie est une maladie chronique mortelle transmise sexuellement! Il faut donc choisir les solutions qui comportent les risques les plus acceptables pour nous. Pour une personne, un faible risque de cancer du sein sera inacceptable; pour une autre, un faible risque d'ostéoporose sera inacceptable. Certaines femmes ont, en raison de leur hérédité, de la présence d'autres maladies, de leur alimentation et de leur mode de vie, des risques plus élevés ou plus faibles que la moyenne face à certains problèmes de santé. Cela aussi modifiera l'intérêt envers certaines approches. Cependant, comme me l'a souvent rappelé Mme Ruelens, cette notion de gestion du risque est très pessimiste. On en vient à perdre complètement de vue que la vie, y compris pendant et après la ménopause, peut être une aventure formidable. Si une approche de la gestion du risque m'apparaît intéressante sur le plan intellectuel, il ne faut pas oublier que nous ne sommes pas que des intelligences rationnelles. Une approche émotive et intuitive de cette période de la vie fait aussi partie intégrante de la nature humaine.

Puisque l'approche médicale est tournée vers cette approche de la gestion du risque, on y utilise abondamment les statistiques. En apparence, les chiffres ne mentent pas; ils sont objectifs, dénués de toute émotivité, constants, reproductibles, donc très réconfortants. Ils permettent aux médecins de se déresponsabiliser en laissant les statistiques décider ce qu'il y a de mieux à faire pour leurs patientes. Mais un dicton populaire veut que l'on puisse faire dire n'importe quoi à des statistiques. Cela m'apparaît conforme à ce que j'observe, même en médecine. Des chiffres en soi ne veulent rien dire; c'est l'interprétation qu'on leur donne qui a du sens. Et celle-ci m'apparaît bien plus souvent découler de valeurs, de choix et d'émotions que d'un raisonnement mathématique objectif et formel.

On peut aussi carrément manipuler les chiffres. Une des façons privilégiées par l'industrie pharmaceutique consiste à utiliser les pourcentages relatifs. Je m'explique: si je vous annonce qu'un grand magasin offre une réduction de 50 %, cela peut paraître extrêmement intéressant. Cependant, si cette vente a lieu dans un magasin à un dollar, cela est beaucoup moins intéressant que si cette même vente à

50 % a lieu chez un concessionnaire de voitures. Cinquante pour cent est ici un pourcentage relatif. Si je vous dis que les revenus que j'ai tirés de mes conférences ont augmenté de 50 % l'année dernière, cela ne vous dit absolument pas combien d'argent cela m'a donné. Il s'agit encore d'un pourcentage relatif. De la même façon, si on vous dit que les hormones diminuent de 50 % le risque d'ostéoporose, il s'agit encore d'un pourcentage relatif. Cela ne veut absolument rien dire tant qu'on ne sait pas quel était le risque de départ avant de prendre des hormones. Et cela ne veut surtout pas dire que toutes les femmes voient leur risque diminuer de 50 %, ou que 50 % des femmes ne souffriront pas d'ostéoporose. Par conséquent, je vous suggère fortement de ne pas écouter et de ne pas tenir compte de tous ces pourcentages relatifs sur l'efficacité des hormones dont vous entendrez parler un peu partout autour de vous.

Dans ce livre, je vous donnerai plutôt des pourcentages absolus. Si l'on vous dit qu'au Québec 20 % des femmes prennent des hormones, cela signifie que pour chaque groupe de cent femmes, il y en a vingt qui prennent des hormones. Les pourcentages absolus ne sont qu'une façon de rendre plus compréhensibles des chiffres et des proportions. Si je vous dis que sur 18 635 femmes, il y en a 3 727 qui prennent des hormones, cela est beaucoup plus difficile à saisir. Mais 3 727 représente toujours 20 % de 18 635. Les pourcentages absolus sont donc d'une grande utilité et beaucoup plus simples. Malheureusement, on ne mentionne que très rarement s'il s'agit de pourcentages relatifs ou absolus. Bref, méfiez-vous des chiffres!

Selon la majorité des organismes officiels médicaux, la décision de prendre ou non des hormones à la ménopause revient à la femme après qu'elle a consulté son médecin et reçu une information complète et pertinente. Cependant, il semble qu'en pratique les médecins agissent comme s'ils croyaient que la presque totalité des femmes devraient prendre des hormones. De nombreuses femmes réagissent mal à la pression qu'elles ressentent de la part de leur médecin qui voudrait les voir prendre des hormones. Elles ne se sentent pas respectées dans leur choix et n'ont pas l'impression d'avoir une information neutre et complète. Elles partent donc à la recherche d'informations là où elles sont disponibles et en reviennent plus confuses qu'auparavant. Tentons de clarifier la nature des choix que les femmes ont à faire à ce stade de leur vie.

Tout d'abord, il s'agit de choisir entre une approche médicale et une approche naturelle, et non pas entre des hormones naturelles et des hormones synthétiques. À la ménopause, le taux d'hormones circulant dans le corps de la femme diminue de façon considérable. Bien qu'il s'agisse d'un phénomène naturel, les médecins le considèrent comme une des causes les plus importantes de la détérioration de l'état de santé de la femme à cette période de la vie. La solution médicale consiste à donner des hormones afin de ramener leur taux au niveau qu'il était avant la ménopause; il s'agit d'une hormonothérapie de remplacement, de substitution. Que ces hormones soient de source naturelle ou synthétique, l'objectif, les effets thérapeutiques et les effets secondaires sont les mêmes.

Une approche naturelle de la ménopause reconnaît qu'il est normal que les taux d'hormones circulant dans le corps de la femme soient moindres après la ménopause et ne cherchera pas à modifier cet état de fait. Elle cherchera plutôt à aider la femme à mieux s'adapter à cette nouvelle réalité. De la même façon qu'on peut aider une adolescente ou une femme enceinte à s'adapter aux changements hormonaux qu'elles vivent, on peut aussi aider les femmes ménopausées à vivre ces changements le plus harmonieusement possible. L'approche naturelle vise avant tout à soutenir le corps dans cette période de transition. L'expérience clinique nous démontre que des modifications alimentaires et des habitudes de vie, une meilleure gestion du stress, de l'exercice, des méthodes de relaxation ou de la méditation, des suppléments alimentaires et vitaminiques, des miné-raux et des oligoéléments, de la massothérapie, de l'acu-puncture et de l'homéopathie sont d'une grande aide.

Une approche en médecine intégrée soutient qu'il est pos-sible et raisonnable d'employer tous les moyens mis à notre disposition afin d'aider les femmes à vivre cette période de la vie, ainsi que toutes les années à venir, dans le meilleur état de santé possible. Les moyens mis en œuvre dépen-dront de l'état de santé passé et présent de la femme, de ses antécédents familiaux, de l'ensemble de ses habitudes de vie et des autres facteurs qui peuvent influencer son état de santé, ainsi que de ses valeurs et de ses priorités. C'est elle qui, avec l'ensemble de ces informations, aura le choix. Dans une approche de médecine intégrée, il n'y a aucune opposition entre approche médicale et approche naturelle; aucun moyen n'est perçu comme bon ou mauvais en soi. C'est l'utilisation que l'on fait de ces moyens qui peut être qualifiée de bonne ou de mauvaise. On peut donc, dans certaines circonstances, employer en même temps une hor-monothérapie de substitution et une approche naturelle.

Malheureusement, il n'est pas permis aux médecins du Québec de pratiquer une médecine intégrée. En effet, un règlement du Collège des médecins du Québec leur inter-dit d'offrir autre chose que la solution médicale reconnue, lorsque celle-ci existe. Dans le cas particulier de la méno-pause, étant donné qu'il existe une solution médicale recon-nue (à savoir des hormones), il est interdit aux médecins d'offrir autre chose pour soulager les symptômes de la ménopause. Quant à la prévention de l'ostéoporose et des maladies cardiovasculaires, ils doivent se limiter aux solu-tions médicalement reconnues, c'est-à-dire les hormones, les médicaments, l'exercice, l'alimentation et l'arrêt du tabac. Si vous trouvez, comme moi, que cette attitude est paterna-liste, infantilisante, et vous prive de vos droits fondamen-taux, je vous encourage à envoyer une lettre au ministre de la Santé ainsi qu'à votre député, avec copie conforme au

Collège des médecins du Québec. Exprimez-leur votre désaccord face à cette attitude de fermeture et de non-respect de vos choix et de vos valeurs qui est imposée aux médecins par le Collège des médecins. Ce n'est que lorsque vous ferez suffisamment pression sur les décideurs politiques que la situation changera.

Afin de vivre votre ménopause et les nombreuses années à suivre dans le meilleur état de santé possible, il vous faut d'abord et avant tout réfléchir sur vos objectifs et vos valeurs. Ensuite, il vous faut tenir compte des facteurs passés et présents qui influencent votre état de santé. Finalement, de la façon la plus réaliste possible, voyez ce que vous êtes prête à faire et à changer afin d'améliorer votre état de santé. C'est alors que vous choisirez les moyens les plus appropriés afin d'atteindre vos objectifs de vie.

Chapitre 3

Les avantages des hormones

Les bouffées de chaleur

La raison principale qui incite, encore aujourd'hui, les femmes à prendre des hormones, ce sont les bouffées de chaleur. En effet, les hormones sont souvent la solution la plus simple et la plus efficace pour y remédier. Cependant, il convient de se demander si ces bouffées de chaleur représentent un inconvénient ou un handicap. Deux à trois bouffées de chaleur par jour peuvent ne représenter qu'un inconvénient avec lequel on peut choisir de vivre. Cependant, de quinze à vingt bouffées de chaleur par jour peuvent être beaucoup plus difficiles à accepter. Les bouffées de chaleur nocturnes perturbent le sommeil et affaiblissent l'organisme de façon parfois très importante. Certaines femmes doivent changer de vêtements, plus d'une fois par nuit, à cause de la transpiration excessive associée aux bouffées de chaleur. Il est évident qu'avec un sommeil autant perturbé, on ne peut demeurer en bonne santé. Ces femmes sont rapidement fatiguées, irritables, déprimées et sujettes à de multiples malaises. Tous leurs points faibles deviennent plus évidents. De telles bouffées de chaleur constituent alors un handicap et demandent un traitement beaucoup plus vigoureux. Les œstrogènes soulagent environ 85 % des femmes qui en souffrent. Les résultats vont d'une diminution appréciable à une absence complète de bouffées de chaleur.

Il reste malheureusement 15 % de femmes qui continuent d'avoir des bouffées de chaleur importantes malgré la prise d'œstrogènes. Il y a peu d'autres solutions reconnues par les médecins, sauf un antihypertenseur et un antidépresseur qui sont souvent mal tolérés. Quelques études tendent à démontrer que les femmes qui gardent une activité sexuelle régulière souffrent moins de bouffées de chaleur que les autres. Comme me l'a souvent fait remarquer Mme Ruelens, ces études ne disent pas s'il est important que l'activité sexuelle soit satisfaisante!

Personnellement, je vous encourage à utiliser tous les moyens qui vous semblent appropriés pour diminuer vos bouffées de chaleur. Si vous obtenez des résultats positifs avec un moyen non toxique et peu coûteux, poursuivez-le. Celles qui sont capables de vivre avec leurs bouffées de chaleur peuvent le faire sans aucun problème, tant et aussi longtemps qu'elles n'affectent pas la qualité de vie de façon appréciable.

La sécheresse des muqueuses

Le problème des muqueuses vaginales et de la vessie survient surtout après plus de cinq ans d'arrêt des menstruations. La sécheresse vaginale amène un inconfort quotidien avec démangeaisons, sensation de brûlure, et favorise l'apparition d'infections vaginales répétées. Il est évident que cela rend les rapports sexuels pénibles et douloureux.

La sécheresse de la muqueuse de la vessie donne des symptômes identiques à une infection urinaire: envie constante d'aller uriner, irritabilité de la vessie, douleurs en urinant et envies urgentes. Cependant, l'analyse des urines ne montre aucune infection. La prise d'hormones soulage la majorité des femmes qui en souffrent. Ici aussi, une activité sexuelle régulière tend à faire diminuer le nombre de femmes ayant ce problème.

Par ailleurs, pour soulager la sécheresse vaginale, il existe des lubrifiants à longue action qui nécessitent une application deux à trois fois par semaine. C'est un moyen simple mais coûteux de maintenir une bonne hydratation vaginale.

Toutes les solutions peu coûteuses et non toxiques qui vous donnent un plus grand confort sont à encourager. Il n'y a aucun danger à vivre avec la sécheresse vaginale si cela ne perturbe pas votre qualité de vie.

Si vous utilisez des hormones dans le seul but de régler les bouffées de chaleur et la sécheresse des muqueuses, il est raisonnable, après une prise de six mois à deux ans, de diminuer la dose graduellement, puis de cesser complètement. La plupart des femmes seront capables de cesser leur hormonothérapie sans voir réapparaître des bouffées de chaleur incommodantes. Quant à la sécheresse des muqueuses, il est possible qu'elle réapparaisse plusieurs années plus tard. Il suffira alors de reprendre une hormonothérapie de six mois à un an. C'est ce que font la majorité des femmes au Québec. Les statistiques de la Régie de l'assurance-maladie du Québec montrent qu'à peine 40 % des femmes ayant commencé une hormonothérapie en prennent toujours un an plus tard. Ce taux chute à 20 % après deux ans et à environ 10 % après cinq ans.

Ce faible taux décourage la plupart des médecins du Québec qui souhaiteraient que les femmes prennent des hormones pour une période de dix à vingt ans, voire pour le reste de leurs jours. Les raisons qui motivent cette attitude sont l'utilité préventive des hormones dans l'ostéoporose ainsi que, peut-être, dans les maladies cardiovasculaires, la maladie d'Alzheimer et le cancer du côlon. Commençons donc par analyser l'utilité de la prise d'hormones dans l'ostéoporose.

L'ostéoporose

La majorité des médecins considèrent l'ostéoporose comme une maladie qui nécessite un traitement vigoureux; certains spécialistes parlent même d'épidémie. Pourtant, il est possible de vivre sans aucune douleur et sans aucune limitation avec de l'ostéoporose. Je ne le soulignerai jamais assez, l'ostéoporose n'est pas une maladie et ne rend pas malade; elle est plutôt un facteur de risque de fractures.

Le discours médical qui en fait une maladie, voire une épidémie, est tout à fait exagéré et injustifié. Malgré ce discours médical alarmiste, la prise d'hormones n'a pas augmenté, à la grande déception des médecins.

Devant cette résistance, l'utilisation de la mesure de la densité osseuse, appelée ostéodensitométrie, est apparue comme un moyen supplémentaire pour convaincre les femmes de l'utilité de prendre des hormones. Toutefois, si la femme résiste à prendre des hormones, la plupart des médecins répondront maintenant: «Faisons une ostéodensitométrie. Si elle est normale, nous vérifierons de nouveau dans un an ou deux. Cependant, si vous avez une densité osseuse plus faible que la normale, vous devrez prendre des hormones.» C'est l'attitude qui m'apparaît la plus répandue chez mes confrères. C'est aussi la recommandation de nombreux experts en ostéoporose. Par contre, les épidémiologistes, ces médecins spécialistes en santé publique et en analyse d'études scientifiques, sont beaucoup plus réservés. Ils soulignent à juste titre qu'aucune étude scientifique n'a encore permis de confirmer l'utilité de l'ostéodensitométrie dans un tel contexte. J'ajouterai les remarques personnelles suivantes.

Un os est constitué d'une trame de protéines sur laquelle se fixent des minéraux; l'ostéodensitométrie ne mesure que la densité minérale des os. Or, les deux éléments sont importants pour la solidité de l'os. L'ostéodensitométrie ne mesure donc qu'un des deux facteurs qui peut rendre un os plus fragile. Il est théoriquement possible de contrer en partie une faiblesse osseuse causée par une faible minéralisation par une forte structure protéique des os. Il est possible aussi d'avoir des os fragiles par faiblesse de cette structure protéique même si la densité minérale est normale.

De plus, il s'agit d'un examen peu fiable. En effet, si on refaisait passer le même examen à la même personne immédiatement après, un tiers des résultats seraient suffisamment différents pour changer le diagnostic. Cet examen a donc une marge d'erreur appréciable. Cela se vérifie d'ailleurs par les études scientifiques qui démontrent que la capacité de l'ostéodensitométrie à prédire les fractures est tout au plus moyenne. Plusieurs personnes subissent des fractures avec une ostéodensitométrie normale alors que de nombreuses autres, avec une ostéodensitométrie faible, n'ont pas de fractures!

On doit également critiquer l'interprétation que plusieurs médecins font des résultats de l'ostéodensitométrie. Selon l'Organisation mondiale de la santé (OMS), on parle d'ostéoporose lorsqu'il y a eu une diminution de la masse osseuse de plus de 2,5 déviation standard par rapport à la moyenne normale à l'âge de trente ans. C'est, selon l'OMS, le niveau de perte au cours duquel le risque de fracture devient suffisamment grand pour que l'on doive en tenir compte. Une déviation standard est une mesure statistique particulière qu'il n'est pas utile de détailler davantage ici.

Retenez que la définition officielle de l'ostéoporose est une perte de plus de 2,5 déviation standard. Par ailleurs, l'OMS considère qu'une perte entre 1 et 2,5 déviation standard représente de l'ostéopénie, c'est-à-dire une diminution légère de la densité osseuse. De nombreux médecins recommandent des hormones ou d'autres médicaments utilisés dans l'ostéoporose lorsque l'ostéodensitométrie est au niveau de l'ostéopénie. Aucune étude scientifique ne permet de justifier cette pratique; il s'agit là d'une exagération fréquente chez les médecins. Une compagnie pharmaceutique met au point un médicament contre les ulcères d'estomac, et les médecins l'utilisent dans tous les problèmes d'estomac, même sans ulcère. On élabore un anti-inflammatoire contre les inflammations pathologiques destructrices comme l'arthrite, et les médecins l'utilisent dans toutes les inflammations, même celles qui sont bénignes ou réparatrices. On met au point des antibiotiques pour lutter contre les infections bactériennes, et les médecins les prescrivent en prévention d'une surinfection bactérienne. L'utilisation de médicaments pour diminuer le risque de fracture lorsqu'il y a de l'ostéoporose n'est pas justifiée lorsque le résultat d'une ostéodensitométrie révèle seulement de l'ostéopénie.

Finalement, je suis en désaccord avec l'OMS lorsqu'elle prend comme point de référence la densité osseuse moyenne à trente ans. En faisant cela, on cherche à lutter contre les effets normaux du vieillissement et on espère pouvoir garder une qualité osseuse telle qu'elle était au moment de notre meilleure forme physique. Une telle approche m'apparaît non naturelle et utopique; c'est la recherche de la fontaine de Jouvence, de la jeunesse éternelle. Un résultat basé sur la différence entre votre résultat et celui de la moyenne de votre âge m'apparaît beaucoup plus raisonnable. Sur le rapport qu'obtiendra votre médecin, l'état de votre structure osseuse par rapport à la moyenne des gens de trente ans et celui par rapport à la moyenne des gens de votre âge sont disponibles.

On trouve aussi fréquemment les mêmes données converties en âge osseux. On prétend pouvoir vous dire, avec cet examen, quel est l'âge de vos os. Ce calcul mathématique à partir des données statistiques de votre résultat est inapproprié. Il est tout à fait possible, pour un même résultat, de se faire dire à cinquante ans que nos os ont soixante-deux ans sans même faire d'ostéoporose. Cette façon de donner les résultats de l'ostéodensitométrie n'est absolument pas validée scientifiquement. Elle rend inquiétant et presque catastrophique un résultat qui peut encore être dans les limites de la normale, ou ne nécessiter aucun médicament. Je ne vois qu'une seule utilité à cette façon de donner les résultats: vous faire peur afin de vous convaincre de prendre des hormones. Mais la femme qui a l'impression d'avoir des os fragiles arrêtera souvent de faire de l'exercice, pourtant un des meilleurs moyens de prévenir les fractures. On aboutit donc souvent à une situation encore pire qu'avant l'ostéodensitométrie.

Encore une fois, la maladie à prévenir n'est pas l'ostéoporose mais la fracture. Et encore, toutes les fractures ne sont pas égales. Une fracture par tassement vertébral est souvent bénigne et peut passer inaperçue. Elle peut aussi causer des douleurs pour un mois. Elle fait diminuer la taille et peut rendre un dos voûté. Mais elle a peu de conséquences graves. La fracture du poignet est le plus souvent bénigne, mais peut parfois laisser une douleur et une incapacité chronique. La fracture de la hanche est assurément la plus grave, car elle peut laisser quelqu'un invalide. Ce peut même être le début de la fin. En effet, plus du tiers des personnes âgées ayant une fracture de la hanche demeureront invalides, et un autre tiers décéderont un an plus tard. Aussi, les médicaments n'ont pas la même efficacité pour chacune des fractures, une donnée souvent cachée ou difficile à obtenir. Et ils sont toujours moins efficaces pour prévenir les fractures que pour prévenir l'ostéoporose. Les compagnies pharmaceutiques insistent surtout sur la capacité de leur médicament à maintenir une bonne masse osseuse, ou encore à prévenir les fractures en général, pour cacher leur peu d'efficacité à prévenir la pire fracture, celle de la hanche.

Les autres facteurs de risque de fracture sont tout aussi capitaux que l'ostéoporose, et le plus important est lié à l'exercice physique. Si vous passez moins de quatre heures par jour debout sur vos jambes, si vous avez de la difficulté à vous relever lorsque vous êtes assise sur une chaise sans vous aider de vos bras, si votre cœur bat à plus de 90 battements par minute au repos, vous êtes plus à risque de fractures. Non seulement vos os seront plus fragiles, mais vos muscles seront également moins forts et vos réflexes moins vifs, ce qui vous rendra plus susceptible de faire des chutes. Un exercice physique aussi simple que marcher trente minutes plusieurs fois par semaine diminue de façon significative le risque de fracture.

Un autre facteur qui a été démontré mais pourtant très négligé est la prise de substances qui diminuent la vigilance. On parle ici de l'alcool, des médicaments contre l'anxiété et la nervosité, pour le sommeil et de certains antidépresseurs. Ces substances augmentent de manière très importante le nombre de chutes, et donc le risque de fracture.

L'alimentation est aussi un facteur important. Nous avons tous entendu parler de l'importance d'une alimentation suffisamment riche en calcium, donc en produits laitiers. Pourtant, lorsqu'on regarde la totalité des études qui ont été faites à ce sujet, nombreuses sont celles qui démontrent que l'apport en calcium est un facteur mineur, voire négligeable dans le risque de fracture. L'apport en protéines végétales semble un facteur protecteur beaucoup plus puissant. D'autres minéraux et oligoéléments tels que le bore, le magnésium, le phosphore et la silice ont aussi leur importance. L'apport en vitamine D, qu'elle soit d'origine alimentaire ou fabriquée par le corps à la suite de l'exposition de la peau au soleil, est aussi essentiel. Les fumeurs sont aussi plus à risque de fracture.

Une stratégie efficace visant à diminuer le risque de fracture doit donc non seulement viser à garder des os solides, et donc prévenir l'ostéoporose, mais doit aussi éliminer les substances qui diminuent la vigilance, comporter de l'exercice physique, l'arrêt du tabac et une alimentation équilibrée et variée à tendance végétarienne.

Quelle est donc la place de la prise d'hormones dans la lutte à l'ostéoporose? Les études démontrent qu'à soixante-dix ans, 33 % des femmes souffriront d'ostéoporose et 67 % auront des os normaux. Si toutes les femmes avaient pris des hormones de cinquante ans à soixante-dix ans, soit durant vingt ans, 17 % des femmes souffriraient d'ostéoporose et 83 % auraient des os normaux. C'est donc dire que si toutes les femmes prenaient des hormones, 16 % en tireraient le bénéfice souhaité (éviter l'ostéoporose), 17 % souffriraient malgré tout d'ostéoporose et 67 % auraient pris des hormones pour rien car elles auraient eu des os normaux de toute façon. Étant donné que l'ostéoporose n'est qu'un des nombreux facteurs de risque de fracture, l'efficacité réelle des hormones à diminuer l'incidence de fractures ne serait que de 3 % à 5 %. Cela veut dire que, pour chaque groupe de cent femmes prenant des hormones, de trois à cinq femmes seulement éviteraient une fracture. Les autres femmes (soit 95 %) auraient pris des hormones pour rien, soit parce qu'elles n'auraient pas eu de fracture malgré leur ostéoporose, soit qu'elles subiraient une fracture quand même. Et encore, ces résultats sont contestés. Selon une étude publiée en 1999, la majorité des médicaments utilisés pour traiter l'ostéoporose, y compris les hormones prescrites à la ménopause, n'ont pas fait leurs preuves de manière convaincante pour prévenir les fractures.

Quelles autres solutions les médecins reconnaissent-ils pour diminuer l'ostéoporose ou les fractures? Il existe des médicaments sans effet hormonal; certains se prennent de façon intermittente avec un apport de calcium et d'autres à raison d'un comprimé par jour. Il y a peu d'effets secondaires toxiques avec ces médicaments. La plupart des gens les tolèrent relativement bien, mais ils sont moins efficaces que les hormones. C'est donc que moins de 5 % des femmes qui en prennent obtiendraient l'effet souhaité: éviter une fracture.

Il existe aussi des modulateurs hormonaux, des substances ayant des effets hormonaux sur certains organes et des effets anti-hormones sur d'autres organes. Le plus en vogue, commercialisé sous le nom de Évista, a des effets hormonaux sur les os et les vaisseaux (donc bénéfique), un effet neutre sur l'utérus (donc pas besoin de progestérone, pas de menstruations) et un effet anti-hormones au niveau du sein (donc protecteur). Il semble que ce soit la molécule parfaite. Eh non! Cette molécule a un effet anti-hormones au niveau du cerveau et a tendance à augmenter les bouffées de chaleur. Il n'est donc recommandé que chez les femmes ménopausées depuis au moins cinq ans. Par ailleurs, si les hormones ont un effet protecteur contre la maladie d'Alzheimer (comme nous le verrons plus loin), quel effet aura un modulateur hormonal? Personne ne le sait. Mais le plus grave, c'est que peu de gens semblent vouloir le savoir! Des études indépendantes sur des cellules nerveuses et des animaux laissent craindre, sans le prouver formellement, que cette molécule favorise la maladie d'Alzheimer. La compagnie qui fabrique ce médicament se contente de répondre qu'il n'y a pas de preuve d'augmentation de cette maladie chez l'humain. C'est vrai, ils n'ont pas cherché à le vérifier! Je considère donc l'utilisation de cette molécule comme expérimentale à ce jour.

Une étude récente a démontré qu'une demi-dose d'hormones ajoutée à un supplément de calcium et de vitamine D semble aussi efficace que la prise d'une pleine dose d'hormones seule. Et si l'on ajoutait l'alimentation et l'exercice, quelle serait la dose d'hormones utile?

L'exercice a par ailleurs amplement démontré sa capacité à diminuer les risques de fracture. Seule la natation n'est ni bonne ni mauvaise dans cette situation. Cela est dû au fait qu'on ne subit pas les effets de la gravité lorsque l'on est dans l'eau. La gravité est essentielle pour le maintien des os en bonne santé. C'est d'ailleurs un problème majeur pour les astronautes. Finalement, selon des études préliminaires récentes, des protecteurs portés aux hanches pourraient réduire de façon significative le nombre de fractures chez les gens ayant tendance à chuter.

La prévention des maladies cardiovasculaires

Depuis le début des années 1990, les médecins ont insisté de plus en plus sur les effets présumés positifs de la prise d'hormones pour diminuer le risque de maladies cardiovasculaires. Cette opinion était basée sur de nombreuses études rétrospectives. Dans une telle étude, on compare un certain nombre de femmes prenant des hormones depuis plusieurs années avec un autre groupe de femmes ayant des caractéristiques similaires, sauf qu'elles ne prennent pas d'hormones. On regarde alors le nombre de personnes qui ont eu des maladies cardiovasculaires dans les deux groupes. On considère le passé, on regarde en arrière. Toutes les études de ce genre ont démontré que dans le groupe des femmes qui prennent des hormones, il y en a moins qui ont souffert de maladies cardiovasculaires que dans l'autre groupe. À partir de cela, on pourrait conclure, à tort, que les hormones protègent des problèmes cardiovasculaires. Les épidémiologistes, qui sont spécialisés entre autres dans la conception et l'analyse des études scientifiques, sont unanimes pour dire que ce type d'étude ne permet pas de conclure à un lien de cause à effet. Ces médecins ont toujours mis en garde leurs confrères de ne pas sauter trop vite aux conclusions. Cependant, la majorité des gynécologues, des cardiologues et des omnipraticiens l'ont fait. Il est possible que cette différence soit due au fait que les médecins étaient plus hésitants à prescrire des hormones à des femmes ayant déjà un problème de santé important, telle une maladie cardiovasculaire. D'autant plus que dans les années 1970 et au début des années 1980, on considérait la maladie cardiovasculaire comme une contre-indication relative à la prescription d'hormones. Aucun omnipraticien et une minorité de cardiologues osaient prescrire des hormones à une femme qui avait une maladie cardiaque parce que celles-ci favorisent la coagulation et l'apparition de caillots.

D'autres études ont démontré que les hormones font augmenter le bon cholestérol et diminuer le mauvais cholestérol. En principe, c'est un changement favorable qui devrait diminuer l'incidence de la maladie cardiovasculaire. Cependant, il ne faut pas oublier la complexité phénoménale du corps humain. Ce n'est pas parce qu'une intervention augmente le bon cholestérol et diminue le mauvais cholestérol qu'il y aura automatiquement moins de maladies cardiovasculaires. Là encore, les épidémiologistes mettaient en garde leurs confrères de ne pas sauter trop vite aux conclusions.

Finalement, d'autres études ont démontré que les hormones aident à diminuer l'inflammation et le durcissement des artères, donc à favoriser le maintien d'artères en bonne santé plus longtemps. Encore une fois, il ne faut pas sauter trop vite aux conclusions. Les seules études qui permettent de tirer des conclusions sont les études prospectives, c'est-à-dire celles qui regardent vers l'avant plutôt que vers l'arrière.

Ce n'est qu'à la toute fin des années 1990 et au début des années 2000 que des résultats obtenus à partir d'études prospectives ont commencé à être publiés. Une étude prospective observe ce qui arrivera dans les années suivant le commencement de la recherche. On considère donc l'avenir. Ce type d'étude, selon les épidémiologistes, permet de conclure à un lien de cause à effet. Les résultats de ces études, dans l'ensemble, ne démontraient aucun effet favorable de la prise d'hormones sur la prévention des maladies cardiovasculaires. Une étude en particulier a indiqué une augmentation de maladies cardiovasculaires durant la première année de prise d'hormones, suivie d'une légère diminution de la maladie cardiovasculaire dans les quatre années suivantes. Au bout de ces cinq années, l'augmentation de la première année était balancée par la diminution des quatre années suivantes. Il n'y avait donc aucune différence dans le nombre de personnes ayant souffert de maladies cardiovasculaires entre celles qui avaient pris des hormones et celles qui n'en avaient pas pris. Une autre étude a démontré l'absence de tout effet favorable ou défavorable après trois ans de prise d'hormones. Ces études ont été faites auprès de femmes qui avaient déjà une maladie cardiaque ou qui avaient des facteurs de risque de maladies cardiovasculaires assez élevés. Les résultats chez les femmes en bonne santé avec un risque faible de maladies cardiovasculaires ont été publiés en 2002. Cette étude a été entreprise par le National Institute of Health (NIH, Institut national de la santé) aux États-Unis. C'est la plus grande étude (plus de seize mille femmes) jamais entreprise pour vérifier tous les effets de l'hormonothérapie chez les femmes ménopausées en bonne santé. Elle a été arrêtée en urgence, deux ans plus tôt que prévu. La raison principale: les hormones augmentent le risque de maladies cardiovasculaires!... On constate une augmentation de sept cas d'infarctus et de huit accidents cérébrovasculaires par année pour chaque groupe de 10 000 femmes traitées aux hormones. Ce qui a fait dire à trois spécialistes dans le plus prestigieux journal médical canadien: «Les risques ne justifient pas l'utilisation de l'hormonothérapie de remplacement chez la plupart des femmes ménopausées. Nous ne devons pas utiliser l'hormonothérapie pour ses effets préventifs, car cela cause plus de tort que de bien.»

Comment expliquer des résultats aussi contradictoires? Lorsque je regarde l'ensemble des résultats disponibles, je découvre une explication relativement simple. Elle est en accord avec les études de 2002 et je suis à peu près certain qu'elle sera confirmée avec les études à venir. Pour qu'une artère se bouche, trois phénomènes doivent se succéder. En premier lieu, l'artère doit subir une inflammation. Puis, dans une tentative maladroite du corps de soigner cette affection, il y aura dépôt de cholestérol. Finalement, soit que ce dépôt augmentera suffisamment pour boucher l'artère, soit qu'un caillot se formera et obstruera l'artère subitement. Nous savons déjà que les hormones ont tendance à faire «épaissir» le sang, c'est-à-dire à augmenter le risque de formation de caillots. Prenons, par exemple, une femme de cinquante ans, avec des artères presque complètement bouchées par des dépôts de cholestérol. Elle décide alors de prendre des hormones. La propension à la formation de caillots causée par la prise d'hormones pourra être suffisante pour provoquer une crise cardiaque. Cela surviendra dans les premiers mois suivant la prise d'hormones, car l'effet sur la coagulation sanguine (la propension à la formation de caillots) est relativement rapide. Par contre, les effets des hormones sur l'inflammation et la souplesse des artères sont des effets à long terme. Les bénéfices que cela pourrait apporter apparaîtront probablement après quelques années. On peut donc imaginer une femme de cinquante ans avec des artères qui commencent tout juste à subir de l'inflammation et à épaissir, ce qui la met à risque de développer une maladie cardiaque dans les dix ou vingt prochaines années. Celle-ci pourrait retarder de quelques années l'évolution de sa maladie en prenant des hormones. C'est donc dire que pour certaines femmes, la prise d'hormones pourrait précipiter une crise cardiaque, alors que pour d'autres, cette même médication pourrait retarder ou éviter une crise cardiaque. D'où les résultats contradictoires à ce jour.

Malheureusement, nous n'avons pas actuellement les outils pour déterminer avec efficacité quelles femmes risquent de subir une crise cardiaque parce que les hormones qu'elles prennent augmenteraient l'incidence de formation de caillots, et quelles femmes pourraient retarder ou prévenir une crise cardiaque parce que la médication garderait leurs artères plus souples. Jusqu'à maintenant, le discours des compagnies pharmaceutiques et de nombreux médecins était de dire que, bien que l'hormonothérapie augmente légèrement l'incidence de cancer du sein (comme nous le verrons plus loin), il y a plus de femmes qui évitent une mort prématurée par fracture due à l'ostéoporose ou par infarctus que de femmes qui meurent prématurément d'un cancer causé par les hormones. Nous savons maintenant que non seulement les femmes qui prennent des hormones font plus de cancers du sein, mais aussi qu'elles font plus d'infarctus, plus d'embolies pulmonaires, plus d'accidents cérébro-vasculaires (caillot au cerveau provoquant une paralysie) et que, dans l'ensemble, cela cause plus de tort que de bien.

Si la prévention des maladies cardiovasculaires est importante pour vous, retenez plutôt les nombreuses autres solutions qui ont fait leurs preuves. L'arrêt du tabac est l'une des interventions les plus efficaces pour diminuer le risque de faire une maladie cardiovasculaire. Il n'existe, à ce jour, aucun avantage relié au fait de fumer. Cependant, il y a une multitude d'inconvénients majeurs et mineurs, dont l'augmentation des maladies cardiovasculaires. Il est donc impératif que toutes les fumeuses qui souhaitent diminuer leur risque de maladies cardiovasculaires cessent de fumer.

En chiffres absolus, si cent femmes arrêtent de fumer, on évitera vingt accidents cardiovasculaires. Parmi les quatre-vingt autres femmes, soit elles auront malheureusement tout de même un accident cardiovasculaire, soit elles n'en auraient pas eu de toute façon. L'arrêt du tabac permet donc une diminution de 20 % du risque de maladies cardiovasculaires; il en va de même pour l'exercice physique, et ce, dans la même proportion. Il a été démontré que le stress augmente le risque de maladies cardiovasculaires. Ce qui est moins bien établi, c'est qu'une diminution du stress et l'utilisation de méthodes de relaxation permettent de diminuer le risque de maladies cardiovasculaires. Il s'agit là d'éléments sous-estimés et pourtant combien précieux.

Le moyen le plus efficace, connu et prouvé scientifiquement à ce jour de diminuer le risque de maladies cardiovasculaires est l'alimentation. Des recherches ont démontré qu'une alimentation faible en gras peut diminuer de 15 % à 20 % les risques de maladies cardiovasculaires. Cependant, une diète de type méditerranéen permet, quant à elle, une diminution de 30 % du risque de maladies cardiovasculaires. Cette façon de s'alimenter n'est pas nécessairement faible en gras, puisqu'elle contient beaucoup d'huile d'olive; cependant, il y a très peu de gras d'origine animale. Cette diète est principalement composée de fruits et de légumes frais en abondance, ainsi que de céréales de grains entiers. Viennent ensuite les sources végétales de protéines (les noix, les graines et les légumineuses), les produits laitiers et, enfin, les protéines animales (la viande, la volaille, les œufs et les poissons). La fameuse paella en est un bel exemple; il s'agit d'un mets dans lequel on trouve une abondance de riz à grains entiers («brun») et de légumes sautés à la poêle dans de l'huile d'olive, auxquels on ajoute quelques fruits de mer.

La viande devrait donc être ce qui prend le moins de place dans notre assiette à un repas. Pourtant, de nombreux médecins ne parlent que très peu, voire pas du tout, de l'alimentation aux personnes qui ont des problèmes cardiovasculaires. Tout dernièrement, un de mes patients fut hospitalisé dans un hôpital universitaire spécialisé en cardiologie à la suite d'un infarctus. À sa sortie de l'hôpital, on lui avait recommandé de cesser de fumer, de faire de l'exercice et, surtout, de prendre ses quatre médicaments (pour lesquels les études démontrent qu'ils diminuent le risque d'avoir une maladie cardiovasculaire). Cependant, personne ne lui a parlé du moyen le plus efficace: l'alimentation. Et si on l'avait fait, il est probable qu'on aurait parlé de la diète cardiovasculaire nord-américaine, soit une diète faible en gras, ce qui n'est pas la façon la plus efficace.

Il existe encore bien d'autres façons de diminuer le risque de maladies cardiovasculaires. Baisser la tension artérielle, les taux de sucre, d'insuline et de cholestérol, s'ils sont trop élevés, permet de diminuer les risques de maladies cardio-vasculaires.

Il semble également qu'un excès de fer pourrait causer des maladies cardiovasculaires. Cela expliquerait qu'avant la ménopause, les femmes ont moins de maladies cardiovas-culaires que les hommes. En effet, leurs menstruations leur font régulièrement perdre du fer, ce qui leur permet de maintenir un taux de fer plus bas que les hommes. Après la ménopause, les femmes n'ont plus de menstruations et se retrouvent avec un taux de fer et un taux de maladies car-diovasculaires identiques à ceux des hommes. La réduction du taux d'homocystéine trop élevé sera probablement le prochain «dada» des médecins. En effet, de plus en plus d'études démontrent un lien entre un haut taux d'homocys-téine et une augmentation des maladies cardiovasculaires. Pour l'instant, les seuls moyens d'intervenir sont l'alimenta-tion et les suppléments de vitamine B. C'est pourquoi les médecins s'y intéressent encore peu. Aucun représentant de compagnie pharmaceutique ne les visite. Aucun congrès sur le sujet n'est financé à ce sujet. Cependant, lorsqu'un médicament permettra de faire la même chose, je suis con-vaincu que tous les médecins s'intéresseront à l'homocys-téine.

Finalement, il est possible que vous entendiez un jour parler d'un vaccin pour diminuer la maladie cardiovasculaire. En effet, des recherches faites dans les années 1950 (!) démontrent qu'on retrouve des particules de microbes dans les artères de personnes souffrant de maladies cardio-vasculaires. Vu l'absence de médicaments pour traiter cela, et à la suite de l'apparition des médicaments pour baisser le taux de cholestérol, l'hypothèse voulant qu'un microbe était en cause dans la maladie cardiovasculaire a été écartée. Étant donné l'insuffisance des résultats obtenus jusqu'à maintenant par la médication actuelle, et devant les développements technologiques permettant de fabriquer plus rapidement et plus efficacement des vaccins, cette hypothèse connaît un regain de popularité. Puisqu'un des effets d'une bonne alimentation est d'améliorer la fonction du système immunitaire, peut-on présumer qu'une meilleure fonction immunitaire diminuera le risque de maladie cardiovasculaire? Cela m'apparaît plausible et préférable à des vaccins et à des antibiotiques.

La maladie d'Alzheimer

Certaines études faites chez l'animal ainsi que des études rétrospectives faites chez l'humain laissent suggérer que la prise d'hormones pourrait diminuer le risque de développer la maladie d'Alzheimer, tout comme on a cru que l'hormonothérapie diminuait l'incidence de maladie cardiaque. Comme nous l'avons vu précédemment, cela s'est révélé faux dans le cas des maladies cardiaques. On a même découvert que chez certaines femmes, cela pouvait aggraver une maladie cardiovasculaire. De la même façon, des études récentes n'ont pas réussi à démontrer que l'hormonothérapie peut ralentir la progression de la maladie d'Alzheimer dans les premiers stades. Aucune étude n'a été faite chez des gens n'ayant pas encore la maladie d'Alzheimer mais qui seraient à risque de la développer. Pour l'instant, l'effet des hormones sur l'éventualité de développer la maladie d'Alzheimer est inconnu.

Le cancer du côlon

Vous entendrez peut-être dire que les hormones pourraient diminuer le risque du cancer du côlon. Ces études sont, en général, encore moins avancées et de moins bonne qualité que celles faites sur la maladie d'Alzheimer. L'étude du NIH (voir maladies cardiovasculaires) est la première étude de qualité à démontrer une légère diminution du risque de cancer du côlon chez les femmes prenant des hormones (diminution de six cas par an par dix mille femmes). Cependant, étant donné l'augmentation plus importante des maladies cardiovasculaires et l'augmentation du cancer du sein, le résultat dans l'ensemble est défavorable.

Chapitre 4

Les inconvénients des hormones

Le cancer du sein

Durant de nombreuses années, les médecins ont été divisés sur l'effet éventuel de la prise d'hormones sur le cancer du sein. Les chirurgiens qui opéraient ces femmes disaient à leurs collègues de prescrire le moins d'hormones possible. Selon eux, la prise d'hormones augmentait le risque du cancer du sein. À l'opposé, les gynécologues étaient convaincus que la majorité des femmes devaient prendre des hormones, que celles-ci n'avaient aucun effet sur l'apparition éventuelle d'un cancer du sein. Des études venaient appuyer les opinions des deux camps. Chacun citait les études qui confortaient son point de vue et passait sous silence ou critiquait sévèrement les études qui étaient opposées à son opinion.

Dans les dernières années, un consensus s'est développé. La majorité des médecins acceptent le fait que la prise d'hormones à la ménopause augmente le risque de cancer du sein. Cependant, ils jugent ce risque faible. L'opinion actuelle est que sur mille femmes qui prennent des hormones pendant cinq ans, quarante-neuf développeront un cancer du sein au lieu de quarante-sept, soit une augmentation de deux cas pour mille femmes qui prennent des hormones. Après dix ans de prise d'hormones, on trouve six cas de plus de cancer du sein chez les femmes qui prennent des hormones. Après quinze ans, il y a douze cas de plus de cancer du sein chez les femmes qui prennent des hormones. Plusieurs médecins considèrent donc que la prise d'hormones pendant moins de cinq ans présente un risque négligeable d'augmentation du cancer du sein. Puis, chaque année qui passe augmente toujours un peu plus le risque de voir apparaître un cancer du sein.

Les médecins en faveur des hormones sont dérangés par cette réalité. Ils insistent pour souligner que les données actuelles ne démontrent pas que les femmes qui prennent des hormones meurent plus d'un cancer du sein, mais seulement qu'elles font plus de cancer du sein. Ils soulignent qu'il est possible que le cancer du sein causé par les hormones soit différent, c'est-à-dire moins mortel et moins agressif, qu'un cancer du sein qui se développe sans hormones. Bien que cela soit scientifiquement valide, cela ne me rassure pas et ne rassure guère les femmes qui me voient en consultation. Pour dédramatiser la situation, plusieurs médecins soulignent que ces statistiques sont semblables à la prise de deux verres d'alcool par jour, tous les jours, pour la même période de temps. C'est donc dire que prendre quotidiennement des hormones et boire deux verres d'alcool tous les jours augmentent autant le risque de cancer du sein. De cela, ces médecins concluent qu'on ne doit pas s'inquiéter de la prise d'hormones par rapport au cancer du sein, car ce n'est pas plus risqué que de prendre deux verres d'alcool tous les jours. Personnellement, je conclus plutôt que l'alcool, bu quotidiennement et régulièrement, est bien plus dommageable qu'on ne le pensait: il l'est tout autant que les hormones! L'usage quotidien d'une substance, même en petite quantité, a des effets beaucoup plus néfastes à long terme qu'une prise un peu plus élevée mais ponctuelle ou irrégulière.

Certains médecins sont tellement convaincus des effets bénéfiques des hormones qu'ils songent même à donner des hormones à des femmes qui ont déjà eu un cancer du sein! Il faut comprendre que, sur le plan cellulaire, il existe différents types de cancer du sein; certains semblent se nourrir des hormones et d'autres pas. Ces médecins soutiennent que pour les cancers du sein qui ne se nourrissent pas d'hormones, c'est-à-dire qui n'ont pas de récepteurs hormonaux, on pourrait donner une hormonothérapie. Cette attitude est proposée par une minorité de médecins, mais elle est aussi contestée par plusieurs autres qui la trouvent éminemment risquée. À tout le moins, cela ne devrait se faire qu'à l'intérieur d'un protocole de recherche strict et rigoureux. Personnellement, je suis renversé de voir que l'on est prêt à prendre de tels risques alors qu'il existe des solutions de rechange médicamenteuses non hormonales et d'autres naturelles, sécuritaires et efficaces. Notons que si votre mère ou votre sœur ont eu un cancer du sein, cela augmente votre risque d'avoir vous-même un cancer du sein. Dans une telle situation, l'hormonothérapie élève encore plus le risque de voir se développer un cancer du sein.

L'embolie

Il y a vingt ans, on enseignait aux médecins que les hormones augmentaient le risque de thrombophlébite. Certains considéraient qu'une femme ayant déjà fait une thrombophlébite ne devait jamais prendre d'hormones; d'autres, qu'il fallait avoir recours aux hormones en dernier lieu, après avoir épuisé toutes les autres options. Bien que cela soit toujours mentionné dans la documentation pharmaceutique sur les hormones, je suis étonné de voir à quel point on n'en parle pratiquement plus dans les publications spécialisées et les congrès médicaux. Ce sera probablement différent maintenant que les résultats de l'étude du NIH sont connus. Dans cette étude, on a constaté une augmentation de huit cas d'embolie pulmonaire causée par une thrombophlébite pour chaque année d'utilisation des hormones dans un groupe de dix mille femmes. C'est beaucoup plus que ce que l'on croyait.

Le cancer de l'utérus

Dans les premières années après sa mise au point, l'utilisation des hormones était vue comme un remède miracle. Ce n'est qu'après plusieurs années d'utilisation qu'on s'est aperçu qu'il y avait une augmentation importante du nombre de cas de cancer de l'utérus chez ces femmes. Cela n'était pas apparu dans les études préliminaires. Aujourd'hui, tous les médecins reconnaissent et savent que la prise d'œstrogènes augmente le risque de cancer de l'utérus. Cependant, on a découvert par la suite que si on ajoutait conjointement de la progestérone, il n'y avait plus d'augmentation du risque de développer un cancer de l'utérus; il y avait même une très légère diminution. C'est pourquoi, chez une femme qui a encore son utérus, on prescrit systématiquement de la progestérone avec des œstrogènes. On ne prescrit jamais d'œstrogènes seuls. Par contre, chez les femmes qui n'ont plus d'utérus, les médecins ont tendance à ne prescrire que des œstrogènes parce que les effets de la progestérone, à part ceux d'empêcher l'augmentation du risque d'un cancer de l'utérus, sont peu connus et peu étudiés. De plus, la prise de ces hormones augmente le risque d'avoir des effets secondaires (tels que dépression, seins douloureux, rétention d'eau) et cela affecte négativement le bilan du cholestérol.

C'est pourquoi les médecins ne prescrivent de la progestérone qu'aux femmes qui prennent des œstrogènes ou qui ont encore leur utérus.

Les calculs biliaires

Comme pour le risque d'embolie, on sait depuis plus de vingt ans que la prise d'hormones par la bouche augmente le risque de calculs biliaires (pierres au foie), car cela fait augmenter l'épaisseur de la bile. Malgré cela, cet effet négatif des hormones a été peu étudié et peu documenté. Dans les congrès et les articles scientifiques, on passe souvent cet effet sous silence. Il est cependant bien mentionné dans la documentation des compagnies pharmaceutiques, et aucune étude n'est jamais venue le contredire. Au contraire, l'étude du NIH a confirmé l'augmentation des problèmes de pierre au foie chez les femmes qui prennent des hormones.

La migraine

La prise d'hormones peut augmenter la sévérité et la fréquence des crises de migraine. Ce n'est pas toutes les femmes migraineuses qui verront leur état empirer par la prise d'hormones. Il est donc possible de faire un essai. Cependant, on sait que les femmes migraineuses ont une très légère augmentation du risque de faire un accident vasculaire cérébral (caillot de sang au cerveau ou attaque de paralysie) et que les fumeuses ont davantage de risque d'être touchées. On sait aussi que celles qui prennent des hormones connaissent une très légère augmentation de ce risque. Des études laissent penser qu'une femme migraineuse et fumeuse ne devrait pas prendre d'hormones, car elle court davantage de risques de faire un accident vasculaire cérébral. Personnellement, pour les femmes migraineuses, je réserve la prise d'hormones comme dernière solution à cause du risque même minime que cela comporte.

Chapitre 5

Le bilan

Avant l'étude du NIH, des médecins épidémiologistes avaient calculé que si dix mille femmes prenaient des hormones pendant vingt-cinq ans, on sauverait la vie de soixante-quinze personnes en évitant une fracture, mais on causerait trente-neuf décès par cancer du sein. Dans la balance, on aurait donc sauvé trente-six personnes. Par ailleurs, ces mêmes médecins estimaient à l'époque que la prise d'hormones pouvait sauver la vie de cinq cent soixante-sept personnes par maladies cardiaques. On sait aujourd'hui que c'est une conclusion erronée. En effet, l'étude du NIH confirme que pour chaque groupe de dix mille femmes, les hormones causent une augmentation de problèmes cardiovasculaires de 23 cas par an (soit 575 cas pour 25 ans!), une augmentation de cancers du sein de huit cas par an, une diminution de fractures de hanche de cinq cas et une diminution de cancers du côlon de six cas. Le résultat final est très net: les femmes qui prennent des hormones à la ménopause ont plus de chances de nuire à leur santé (32/10 000) que de l'aider (11/10 000).

Un des éditorialistes du *Journal de l'Association Médicale Canadienne* concluait donc: «Le message pour les femmes en bonne santé sans symptômes sévères de ménopause est maintenant clair: éviter le plus possible l'hormonothérapie qui, dans la balance, fait plus de tort que de bien.» Et un autre: «L'évidence est sans équivoque. Il y a plus de potentiel de faire du tort que du bien»…

Rappelons que cette étude a été entièrement financée par le gouvernement américain. Aucune compagnie pharmaceutique n'y a contribué. Pourquoi? Il faudra leur demander, mais il est évident que les résultats de cette étude feront chuter de beaucoup la vente de leurs produits. Il était beaucoup plus intéressant pour eux de se contenter d'études moins coûteuses qui suggéreraient, sans le prouver, les effets bénéfiques. Et il faut admettre qu'elles ont été suffisantes pour convaincre, à tort, la majorité des médecins de prescrire leurs produits. Tragiquement, l'étude qui devait enfin prouver les effets bénéfiques des hormones a prouvé le contraire.

De façon stricte, les résultats désastreux de cette étude ne s'appliquent qu'aux hormones employées dans cette étude, soit des œstrogènes équins conjugués (Prémarin®) 0,625 mg par jour et de la médoxyprogestérone (Provera®) 5 mg par jour tous les jours, chez des femmes ménopausées ayant encore leur utérus. Cependant, il est peu vraisemblable d'espérer que les autres hormones auront un effet opposé. De toute façon, c'est une question qui devra trouver sa réponse dans une étude scientifique de même qualité. D'ici là, l'utilisation des hormones de façon préventive doit être considérée comme expérimentale et potentiellement risquée. Seule l'utilisation pour soulager des symptômes graves de ménopause, en acceptant une augmentation du risque de maladie cardiovasculaire, est acceptable aujourd'hui. Et encore, seulement après que les autres solutions possibles ont échoué. Dans ce contexte, l'utilisation des hormones doit se faire à la dose efficace la plus faible, et pour le temps le plus court possible.

Chapitre 6

Les différentes sortes d'hormones

Bien que je sois très critique à l'égard de l'attitude des médecins face à la prescription d'hormones, je ne suis pas contre en soi. J'en prescris moi-même à l'occasion. Ce que je critique le plus sévèrement, c'est la mauvaise utilisation des statistiques et des connaissances scientifiques disponibles. Je critique aussi le fait que l'on ne tienne pas compte de la globalité de la femme face à sa santé et qu'on trouve normal de prescrire des hormones à toutes les femmes pour qu'une minorité en tire profit. On ne considère que les avantages et les inconvénients de la prise d'hormones en moyenne chez un grand groupe de femmes. Pourtant, comme je l'ai déjà mentionné, tous les organismes médicaux soulignent que la prescription d'hormones doit être individualisée et faite en partenariat avec la femme. Si, après avoir évalué l'ensemble de votre situation, vous estimez que les hormones ont une place dans votre vie, il vous restera à décider de la façon et de la formulation des hormones que vous prendrez.

Deux types d'hormones peuvent être donnés à la ménopause: les œstrogènes et la progestérone. Pour les œstrogènes, il n'y a pas de différence notable entre ceux de source naturelle et ceux de source synthétique. D'ailleurs, les œstrogènes les plus souvent prescrits sont ceux extraits de l'urine de juments enceintes (par exemple, Prémarine). Quant à la progestérone, la progestérone naturelle (marque de commerce Prometrium) est souvent mieux tolérée, c'est-à-dire qu'elle a moins d'effets secondaires que les progestatifs habituellement employés (par exemple, Provera). Ces derniers ont des effets de même nature que la progestérone, avec, en plus, des effets de nature androgénique (comme l'hormone mâle, la testostérone).

Pour les œstrogènes, il existe au Canada des comprimés, des timbres cutanés et un gel. Tous les comprimés d'œstrogènes, qu'ils soient naturels ou synthétiques, subissent ce que les médecins appellent un effet de premier passage au foie. Cela signifie qu'en moyenne 90 % de la dose demeure dans cet organe et que seulement 10 % de la dose va dans le corps de la femme pour y produire les effets escomptés. On soupçonne que cette dose d'œstrogènes qui demeure dans le foie entraîne chez certaines femmes une élévation de la tension artérielle, une augmentation du risque de formation de caillots ainsi que des changements possiblement bénéfiques au niveau des gras dans le sang. Pour les timbres et le gel, 100 % de la dose est immédiatement répartie dans l'ensemble du corps. Il n'y a donc pas d'activation du foie. Il y aurait donc moins de risques de voir augmenter la tension artérielle, les risques de formation de caillots et de thromboses. Par ailleurs, les effets sur les gras sanguins seraient neutres, ni bénéfiques ni nuisibles. Personnellement, lorsque je prescris des œstrogènes, j'utilise toujours les timbres ou le gel lorsque cela est possible.

Quant à la progestérone, elle n'existe que sous une seule forme légale au Canada, à savoir des capsules (marque de commerce Prometrium). Il n'existe pas de crème de progestérone naturelle légale au Canada. Celles que l'on retrouve en circulation sont importées illégalement des États-Unis ou ne contiennent absolument pas de progestérone mais plutôt des plantes qui sont réputées avoir un effet comme la progestérone, ou que l'on croit pouvoir être transformées par le corps en progestérone. Ces crèmes ne font pas partie d'une approche médicale de la ménopause, mais plutôt d'une approche naturelle.

Conclusion

Choisir de prendre ou non des hormones demeure un choix de plus en plus difficile à faire, étant donné les pressions sociales et professionnelles qui continuent de s'exercer sur vous, mesdames. J'espère vous avoir aidées à mieux comprendre les tenants et les aboutissants des hormones. Cependant, je suis conscient d'avoir un point de vue, une vision bien masculine et rationnelle. Je sais pertinemment que «comprendre» n'est pas suffisant. C'est pourquoi Mme Ruelens vous offre non seulement des solutions naturopathiques, mais vous encourage et vous donne aussi des moyens de vous prendre en main. De plus, elle le fait avec toute sa sensibilité féminine. Elle s'adresse non seulement à votre intelligence rationnelle, mais aussi à votre intuition et à votre «gros bon sens». Finalement, elle vous offre une nouvelle érotique qui saura, j'en suis certain, éveiller votre intelligence émotionnelle... et vous procurer un certain plaisir. Quoi de mieux après une lecture «sérieuse»!

Bibliographie

BACHMANN, G.A., N.S. NEVADUNSKY. *Diagnosis and Treatment of Atrophic Vaginitis*, Am Fam Physician, 2000 May 15; 61(10): 3090-6.

BRIAN, C., LENTLE, MD. *Osteoporosis and Bone Densitometry: Does the Emperor Have Clothes?*, CMAJ, 1998; 159: 1261-4.

Collège des médecins du Québec, service des communications, juin 1994.

Evista and the Brain, Harv Womens Health Watch, 1999 Mar; 6(7): 7.

GARNIER, DELAMARE. *Dictionnaire des termes de médecine*, Éditions Maloine, 23ᵉ édition, p. 565.

HULLEY, S., GRADY, D., BUSH, T., FURBERG, C., HERRINGTON, D., RIGGS, B., VITTINGHOFF, E. *Randomized Trial of Estrogen plus Progestin for Secondary Prevention of Coronary Heart Disease in Postmenopausal Women. Heart and Estrogen/Progestin Replacement Study (HERS) Research Group*, JAMA, 1998 Aug. 19; 280(7): 605.

HOGERVORST, E., WILLIAMS, J., BUDGE, M., RIEDEL, W., JOLLES, J. *The Nature of the Effect of Female Gonadal*

Hormone Replacement Therapy on Cognitive Function in Post-Menopausal Women: A Meta-Analysis, Neuroscience, 2000; 101(3): 485-512.

KAZANJIAN, A., BASSETT, K., GREEN, C.J., BRUNGER, F., De LORGERIL, M., SALEN, P., MARTIN, J.L., MONJAUD, I., DELAYE, J., MAMELLE, N. *Mediterranean Diet, Traditional Risk Factors, and the Rate of Cardiovascular Complications After Myocardial Infarction: Final Report of the Lyon Diet Heart Study,* Circulation, 1999 Feb 16; 99(6): 779-85.

LOCK, M. *Contested Meanings of the Menopause,* Lancet, 1991 May 25; 337(8752): 1270-2.

MacLENNAN, A., LESTER, S., MOORE, V. *Oral Estrogen Replacement Therapy Versus Placebo for Hot Flushes: A Systematic Review,* Climacteric, 2001 Mar; 4(1): 58-74.

NAIR, G.V., KLEIN, K.P., HERRINGTON, D.M. *Assessing the role of Estrogen in the Prevention of Cardiovascular Disease,* Ann Med., 2001 Jul; 33(5): 305-12.

Organisation mondiale de la santé (OMS). *Ostéoporose: les organisations sanitaires et chacun de nous doivent agir dès maintenant pour éviter une épidémie qui menace,* Communiqué de presse OMS/58, 11 octobre 1999.

Women's Health Bureau, BC Ministry of Health, *Bone Mineral Density Testing in Social Context,* 1999: BCOHTA 99: 8R.

PARTIE 2

Danielle Ruelens, naturopathe

Avant-propos

Pour moi, parler de la ménopause est beaucoup plus parler de la femme d'aujourd'hui que simplement de cette période de la vie. Pour la plupart, la vie à vingt ans, la vie de couple, la venue d'un ou de plusieurs enfants et la carrière ont déjà marqué plusieurs périodes de changements agréables ou tumultueux. La ménopause n'est pas non plus le premier changement hormonal dans la vie d'une femme. Qui d'entre nous n'a jamais sauté un cycle ou ressenti un syndrome prémenstruel plus ou moins fort? Si les hommes ont la chance de vivre une certaine stabilité hormonale, il en va tout autrement pour les femmes. Les hauts et les bas hormonaux nous ont toutes marquées.

Que s'est il donc passé de si différent d'hier à aujourd'hui, de ma grand-mère à moi, pour que l'inquiétude de ce passage se manifeste si fortement chez la plupart des femmes, même chez celles qui n'en ressentent aucun inconvénient majeur?

La ménopause serait-elle devenue une pathologie, voire une maladie menaçante qui entraîne infarctus ou ostéoporose? Ne sommes-nous pas plus tentées, sous l'effet de la peur engendrée, de prendre quelques pilules miracles qui, jusqu'à la fin de nos jours, nous garderont des pires «déboires ménopausiques» et du vieillissement. Ah! promesse de jeunesse éternelle, quand tu nous tiens!

Une même intuition sous-tend la démarche des femmes qui explorent d'autres avenues que celles proposées par la médecine officielle. Elles ne sont pas certaines, malgré tous les discours médicaux, que l'hormonothérapie de synthèse soit la meilleure solution. D'un côté, elles mettent dans la balance les arguments plutôt musclés de la science et de l'autre, cette petite voix intérieure qui se demande s'il n'y aurait pas d'autres solutions à envisager. «Après tout, ma mère a survécu à cette période», se disent-elles. Piètre équilibre entre ces deux pôles d'opinion!

Nous tenterons ici, par des arguments solides et fondés, de donner à cette petite voix intérieure tout le crédit qui lui revient. Ce livre se veut une entrée en matière proposant une autre vision de cette étape de la vie d'une femme: une vision d'autonomie et non de dépendance à quelque médicament que ce soit.

Il y a plus de quarante ans, nous avons remis notre santé dans les mains des médecins: «Guérissez-moi, docteur! Accouchez-moi, docteur!» Comme si ce corps ne nous appartenait plus. Personne n'accouche à la place de celle qui a le ventre bien rond. Nous avons laissé l'accouche-ment devenir un acte médical. En ferons-nous de même avec la ménopause? Nous risquons la déshumanisation d'étapes importantes de notre vie. La ménopause est bien plus qu'une affaire de statistiques ou le calcul de femmes sauvées de la mort ou rendues malades à la suite des effets iatrogènes des médicaments. C'est une vision extrême-ment restrictive de la vie qui peut être lourde de consé-quences.

Une patiente me racontait l'autre jour que son gynécologue lui avait demandé si elle désirait avoir une hormono-thérapie *avec ou sans menstruations!* Avons-nous à ce point perdu le contact avec notre essence profonde? Sommes-nous à ce point détachées de nous-mêmes pour que l'on puisse restreindre notre compréhension de la ménopause à des études concluant statistiquement que telle ou telle hormone est la solution? C'est ainsi que l'on a administré, il y a une quinzaine d'années, de l'œstrogène de synthèse à des milliers de femmes en leur assurant que les études démontraient qu'il aurait un effet bénéfique sur leur santé. Malheureusement, l'étude n'avait pas tenu compte de l'importance d'une autre hormone, la progestérone, et on a vu le cancer de l'utérus monter en flèche. En ce qui me concerne, chaque utérus enlevé en est un de trop puisqu'il concerne une femme qui en a souffert.

Aujourd'hui, on propose l'administration conjointe des deux hormones pour plus de sécurité. Mais là encore, avons-nous la prétention de connaître toutes les hor-mones que le corps fabrique? Si ce n'est pas le cas, logi-quement, on découvrira tôt ou tard une autre interaction hormonale à laquelle on n'avait pas pensé et, pendant ce temps, on aura fait combien d'ablations d'utérus, d'ovaires ou de seins?

Les études scientifiques ont les défauts de leurs qualités: mieux elles sont faites et plus elles sont précises, plus loin de la vérité elles se retrouvent, puisque la vie ne peut s'isoler ni d'un organe à un autre, ni d'une hormone à une autre. Prenons l'exemple des médicaments. L'acide salicylique ou aspirine fut découverte dans l'écorce du saule blanc. À partir du moment où il fut isolé et synthétisé en laboratoire, il a démontré des effets secondaires. Chaque fois que l'on isole un élément sans tenir compte de son ensemble, on crée des effets iatrogènes parfois pires que la maladie elle-même. Cela ne veut pas dire qu'il faille rejeter tous les médicaments chimiques. Il faut simplement les administrer avec parcimonie, dans les cas où l'on a fait tout ce que l'on pouvait sans obtenir le résultat escompté ou lors d'urgences où ils seront d'un grand secours. Actuellement, c'est tout à fait le contraire qui se produit. L'antibiothérapie en est un bon exemple. On administre d'énormes quantités de drogues, certaines contrant les symptômes de la maladie, d'autres ceux du médicament lui-même et lorsque rien n'a fonctionné, le patient se dit qu'il est peut-être temps qu'il se prenne en main et qu'il analyse sa situation sous un angle différent, disons-le, plus global.

Mieux comprendre qui nous sommes et comment notre corps gère cette transition de la vie d'une femme (ce qu'il fait très bien depuis des millénaires) est certes une clef majeure à l'acquisition de son autonomie personnelle. Mieux se connaître, combler les manques et ainsi recréer l'équilibre nous amènera à aborder cette étape avec confiance et sérénité, comme cela doit être.

La ménopause marque le passage d'un cycle qui est vôtre depuis environ trente-cinq années à celui d'un changement de fonction biologique et de statut social. Ce passage sous-tend des bouleversements importants qui demandent qu'on s'y arrête, mais sans peur ni panique. Il nous convie à un moment de réflexion et d'ajustements qui nous conduiront à une heureuse traversée de ce mi-temps de la vie.

Je me suis demandé à quoi avait ressemblé la vie des femmes de cinquante ans et si, en y regardant de plus près, je n'y trouverais pas quelques causes à effets expliquant les malaises de la ménopause vécus par une grande partie de la population féminine du Québec.

Il y a à peine cinquante ans, une jeune femme ne se demandait pas ce qu'elle ferait dans la vie. Préparation d'un trousseau de mariage, alliance, fiançailles, meilleurs vœux pour la vie et voilà qu'elle quittait sa famille pour fonder la sienne. Elle allait assumer ce que des millions de femmes avaient fait avant elle, un rôle social bien établi, coupé au couteau, n'ayant rien de facile à offrir, sauf peut-être la sécurité qu'il représentait. Entrer dans le moule, reproduire ce modèle avait tout de même l'avantage de ne pas remettre sa vie en question trop souvent. On savait où on s'en allait, pour le meilleur et pour le pire. Le stress n'était donc pas le même.

Dix ans plus tard, cette même jeune femme s'est vu offrir la «liberté». L'autonomie financière devenant le cheval de bataille de la libération des femmes, et pour cause, elle devait, pour y accéder, se scolariser, trouver un métier et, finalement, se défaire des chaînes de la femme au foyer. Le mirage de la liberté en a attiré plus d'une à quitter le foyer pour offrir ses services dans un monde jusqu'alors presque entièrement réservé aux hommes. Des batailles se sont alors tenues et se tiennent toujours dans certains secteurs d'emplois pour arriver à une égalité des sexes, à tout le moins financière.

La différence majeure entre les deux rôles, anciennement femme au foyer, plus tard femme au travail, se situe à mon avis dans le stress que cette nouvelle vision de carrière à fait vivre aux femmes de cinquante ans. Aussi inquiétante fut cette première étape de défrichement, aussi fatigant et stressant fut ce double emploi maison/boulot assumé par la plupart d'entre elles. Dans le meilleur des cas, le travail à l'extérieur de la maison était une question de choix personnel. Mais rapidement, il est devenu, pour une très grande majorité de femmes, une question de subsistance.

Nous verrons plus loin comment cette fatigue accumulée déséquilibrera le système glandulaire, contribuant à l'augmentation de symptômes désagréables liés à la ménopause.

Ce fut aussi la poussée impressionnante de ce que j'appelle les «besoins essentiels inutiles». On travaille d'arrache-pied pour en avoir plus, pour en acheter plus, sans avoir ni le temps ni l'énergie de réserve pour en profiter. Bref, on court tout le temps. Serge Mongeau et quelques adeptes proposent un retour vers la «simplicité volontaire» comme une façon de revoir en profondeur nos motivations de vie. Quoi qu'il en soit, cette folle vie qui est la nôtre actuellement a tout de même quelques conséquences sur notre santé. Aussi forte soit-on, un jour on se fatigue, pour ne pas dire on s'épuise.

Un autre grand changement s'est aussi produit pendant ce temps; un changement alimentaire. Après la Première Guerre mondiale, les grandes industries alimentaires ont débuté le raffinage des aliments. C'était un premier pas vers la dévitalisation du pain quotidien. Si bien que l'on remarque dans la littérature de l'époque que les premières femmes à manifester des symptômes importants pendant la ménopause étaient les quelques riches pouvant se payer pain blanc et brioches. Eh oui! en ce temps, le pain blanc coûtait plus cher que le pain complet. Bientôt, ce fut toute une population qui eut accès à ces denrées dévitalisées, de plus en plus transformées et, par surcroît, de plus en plus sucrées. Un peu plus tard, comment ne pas résister à l'attrait du prêt-à-manger congelé, puis mis au micro-ondes? On se retrouve donc avec des femmes surmenées et sous-alimentées. Le corps essaie de se réajuster, mais les carences sont importantes.

Comme si cela n'était pas suffisant, les médias proposent aux femmes une image de ce qu'elle devrait être «idéalement» et qui ne correspond en aucun cas à la réalité. Bassin étroit sur de longues jambes, épaules de footballeur et, pourquoi pas, seins avec ou sans silicone, cycle avec ou sans menstruations... Telle est l'image de la femme parfaite, celle qui, nonobstant la poitrine, ressemble en tout point à un homme... épilé bien sûr. Il n'y a qu'à feuilleter quelques magazines de beauté et même de santé pour retrouver ce genre de modèle inaccessible. Comment garder une bonne estime de soi et, surtout, comment se reconnaître en tant que «belle» lorsque l'on se voit si loin du but à atteindre? Et «loin» est un bien faible adjectif comparé à la réalité!

Être une «bonne mère», se surpasser au boulot, en faire plus que les autres pour en retirer souvent moins et avoir l'air d'une autre à coups de coiffure, d'épilation, de talons hauts et quoi d'autre furent le lot de beaucoup de femmes aujourd'hui dans la cinquantaine. Bien qu'elle soit un peu caricaturale, cette description n'est quand même pas si loin de la réalité féminine.

Pourquoi alors s'étonner du grand nombre de cas d'épuisement professionnel, de dépression nerveuse, de fatigue chronique pour ne nommer que ceux-là? Un déséquilibre important s'est créé favorisant l'apparition de symptômes accrus de la ménopause que l'on nous propose maintenant de «soigner» avec une hormonothérapie de remplacement. Entendrais-je plutôt le «soi nier»?

La condition de la femme depuis cinquante ans a bien changé. Elle a surtout changé très rapidement et les femmes d'aujourd'hui en paient la note, parfois croustillante. Si l'on stoppait la machine quelques instants, le temps de regarder ce que l'on a vraiment envie de faire de cette période de transition qui est la nôtre, de cette «liberté» si chèrement acquise?

Chapitre 7

Qu'implique une approche naturopathique ou naturelle?

Je répondrais simplement par une prise en charge de soi par soi. De cet investissement dans sa propre santé découleront une série d'actions et de changements d'attitudes ou d'habitudes, et souvent les deux.

Lorsqu'une femme m'appelle pour une consultation, je lui demande si elle est prête à s'investir et à mettre en place quelques changements. Si elle ne l'est pas, si tout changement d'habitude lui semble une montagne infranchissable, alors je crois qu'il vaut mieux qu'elle laisse mûrir sa réflexion.

Rien ne se produit sans une détermination glissant dans l'action. C'est exactement ce que demande une approche naturopathique: faire des gestes concrets et précis menant à un mieux-être. Le naturopathe n'est là que pour éclairer le chemin de départ et pour en assurer le suivi au besoin.

Une approche naturelle de la ménopause implique aussi un changement de vision. Nous ne parlons plus de substitution hormonale mais bien d'offrir au corps un *soutien* qui lui permettra d'effectuer lui-même ses propres ajustements hormonaux. Lorsqu'une femme prend des hormones de synthèse, ses ovaires, sa thyroïde, ses surrénales, entre autres, diminuent leur propre production. En effet, cette production est faite en fonction des besoins de la femme chaque minute de sa vie, alors que les hormones de synthèse augmentent évidemment le taux hormonal diminuant d'autant leur production naturelle. Il y a donc là une substitution à un rôle primordial du corps, ce qui a pour conséquence d'inactiver à la longue la fonction naturelle des glandes. La vision de soutien que propose la naturopathie implique simplement un encouragement glandulaire dans la continuité des fonctions des glandes. Elles demeurent maîtres à bord. Nous ne faisons que mieux les nourrir afin qu'elles effectuent correctement le travail qui leur est assigné depuis la naissance ou remettre l'équilibre là où il y a besoin à partir des quatre piliers formant la globalité de l'être: la vie émotive et la gestion du stress, l'activité physique, l'alimentation et l'environnement afin d'assurer une meilleure gestion de la vie et de l'autonomie personnelle.

Souvent confondue avec l'homéopathie ou la phytothérapie, plusieurs pensent également à nous comme à des vendeurs de «pilules naturelles». Pourtant, il n'en est rien. Un naturopathe digne de ce nom est en fait un *éducateur de santé* tentant d'apporter les outils nécessaires à la personne pour qu'elle puisse se reprendre en main et comprendre les fonctionnements de base du corps humain.

Notre travail en est un de *prévention*. Au début de ce nouveau millénaire, nous sommes à même de nous rendre compte de son importance, puisque nous voulons devenir de moins en moins dépendants d'un système d'assurance-maladie qui fissure de partout. L'État ne pourra pas continuellement prendre en charge chaque individu. Pour devenir autonome, un minimum de connaissances simples sont requises; cela fera l'état de mon propos dans les pages suivantes.

Les quatre piliers proposés par le fondement naturopathique, qui est la voie de la vie et de tout ce qu'elle implique, assurent une vision globale de l'individu. Chacun d'eux a son importance. Le pilier de l'environnement tient compte de tout ce qui peut influencer l'individu autour de lui. En premier lieu, on trouve la pollution de l'air. Mais que peut-on y faire, me direz-vous? Voici un exemple de conseils que j'ai suggérés à un patient qui me consultait après un séjour de six mois à Mexico, une ville très polluée. Chaque année, les enfants développaient différentes maladies des voies respiratoires, et lui aussi. Dès leur retour au Québec, tout rentrait dans l'ordre. Mais avant de repartir, il voulait savoir s'il y avait quelque chose à faire. Comme on ne peut modifier la qualité de l'air de Mexico, je lui ai proposé de renforcer les muqueuses respiratoires à l'aide de certaines vitamines, puis d'utiliser de l'ail en comprimé comme chélateur des métaux lourds. Je lui ai aussi parlé de certains aliments décongestionnants et d'autres plus aseptisants. Ainsi, dans un contexte de pollution accrue, ces quelques outils leur ont apporté le soutien nécessaire au maintien de leur santé.

Une autre pollution est celle engendrée par les champs électromagnétiques. Plusieurs études ont déjà démontré les dangers potentiels que court un individu exposé pendant de longues périodes de temps à ceux-ci, danger portant particulièrement sur le système immunitaire et la glande thyroïde. Le fait de vivre à moins d'un kilomètre des pylônes électriques, de travailler sur des écrans cathodiques à longueur de journée, de faire des séances prolongées d'écoute de la télévision, sans compter tous les appareils électroménagers qui nous entourent, peut engendrer des troubles de la fonction immunitaire. C'est ce qui était arrivé à l'une de mes patientes. Dans son cas, elle cumulait plusieurs de ces agents agresseurs et avait dû demander un congé de maladie prolongé tellement elle se sentait toujours épuisée. Le seul fait d'apporter quelques changements simples dans son horaire quotidien, comme sortir dehors lors de ses pauses et changer son alimentation, lui ont permis de recouvrer la santé. Un autre aspect touchant le pilier environnemental, et plus particulièrement les femmes, est l'ensemble des produits cosmétiques que l'on applique sur notre peau ou les parfums que l'on respire. Je crois que si l'on pouvait avoir la liste complète des ingrédients contenus dans les crèmes pour le corps, les rouges à lèvres, les fonds de teint, les parfums et compagnie, elle découragerait plusieurs d'entre nous à les utiliser. Voyez toutes les allergies qui se développent de plus en plus, ne serait-ce qu'aux parfums. Si nous avions laissé les parfums de fleurs nous embaumer naturellement comme avec les huiles essentielles, je crois que ce type d'allergie n'existerait pas. On ne peut reproduire le génie de la nature sans créer d'effets intoxicants.

L'environnement écologique de l'homme présente plusieurs autres aspects comme la qualité de l'air dans les édifices à bureaux et à la maison. Si vos enfants souffrent d'allergies, vérifiez tout de suite la qualité de l'air de votre demeure. Particulièrement dans les pays froids comme au Québec, les maisons sont maintenant tellement isolées que l'air n'y circule plus, créant ainsi un nid propice aux moisissures de toutes sortes. Voir à la qualité de l'air de la maison ne doit pas être envisagé comme une dépense mais bien comme un investissement pour la santé familiale. J'ai vu les membres d'une même famille être malades à tour de rôle pendant tout un hiver parce que leur air était vicié.

Je ne peux parler de chacun des facteurs environnementaux, mais sachez simplement qu'ils interviennent sur votre santé générale et que, si vous cumulez plusieurs de ces facteurs ou que vous vivez dans de grands centres urbains, vous avez à en tenir compte.

Le deuxième pilier est l'activité physique... le mouvement. Devenu un peuple sédentaire il nous est maintenant nécessaire d'ajouter à notre horaire quotidien des périodes d'exercice. On en parle plus qu'on en fait, l'activité physique demeurant pour plusieurs encore dans le monde virtuel de la télévision. Et pourtant, il n'y a rien de plus efficace pour améliorer sa santé. Si je vous disais, mesdames, qu'il existe un produit sûr à 100 % de vous faire perdre 50 % (minimum) de votre cellulite ou de faire disparaître votre «culotte de cheval» en deux mois (maximum), vous voudriez toutes vous le procurer et à n'importe quel prix; cela, plusieurs compagnies l'ont compris depuis longtemps! Ce produit, simple et efficace, s'appelle l'activité physique. Il est facile et ne vous coûte rien! Je me souviens, il y a quelques années, d'avoir passé un hiver plutôt sédentaire et d'être arrivée au printemps avec quelques centimètres supplémentaires autour des cuisses. Après un mois de marche active, quatre à cinq fois par semaine pendant quarante-cinq minutes seulement, j'avais retrouvé de belles jambes galbées. Plus efficace, plus sûre et beaucoup moins chère que n'importe quelle crème amincissante, l'activité physique donne rapidement des résultats. En plus d'avoir retrouvé de belles jambes, j'avais aussi amélioré ma force musculaire, libéré le trop-plein de stress, mon teint faisait l'envie de plusieurs, ma digestion se faisait naturellement et mon syndrome prémenstruel avait pour ainsi dire complètement disparu. *Rien* ne surpasse l'exercice, et ce, sur tous les plans à la fois et en si peu de temps. Mais il faut arrêter d'en parler et en faire! Prendre soin de soi, c'est une priorité!

Le troisième pilier naturopathique regroupe la gestion du stress et la gestion des émotions. Encore une fois, le monde scientifique nous amène de plus en plus de preuves tangibles prouvant que les émotions que nous vivons dans notre vie ont un impact important sur notre santé. Nul besoin de le prouver, c'est une évidence. Souvenez-vous du mois où vous avez eu peur d'être enceinte. À elle seule, cette peur a réussi à retarder votre cycle menstruel de trois ou quatre jours. Oui, les émotions ont des retombées physiologiques et l'on commence à comprendre pourquoi et comment il en est ainsi. De par le monde, dans toutes les disciplines touchant à la santé, on se rend compte que traiter un individu sans tenir compte de l'aspect émotif de sa vie mitige les résultats. On n'a qu'à penser à l'équipe des Simonton (Carl et sa sœur Stephanie Mattews), aux États-Unis, qui a souligné le fait que 90 % et plus de leurs patients atteints de cancer avaient eu, dans les mois précédant l'apparition de la maladie, un choc émotif important. En amenant les patients à parler avec des psychologues ou des psychothérapeutes, tout en suivant conjointement leurs traitements, ils ont vu une amélioration tangible de la santé de ceux-ci. Et ils ne furent pas les seuls à élaborer cette théorie. C'est parce que l'aspect émotif est inséparable des symptômes de la ménopause qu'il sera question, dans le chapitre traitant du système glandulaire, de l'émotion ou, mieux encore, du ressenti lié à la glande. Selon ma perspective naturopathique, je vous livre l'ensemble des impacts que peuvent avoir sur vous, en cette période de ménopause, un déséquilibre sur l'un ou l'autre des quatre piliers énoncés précédemment.

De tous, le plus facile à modifier est celui de l'alimentation que j'aborderai ici en détail, car il est certes le premier pas vers l'autonomie!

Premier pas vers l'autonomie: l'alimentation!

Puis-je réduire et même enrayer la plupart de mes symptômes de ménopause juste en changeant mon alimentation? La réponse est oui. Pour beaucoup de femmes, de simples réajustements alimentaires apporteront au corps le soutien nécessaire. Pourquoi? Parce que l'alimentation nord-américaine nous prive de certains nutriments essentiels au bon fonctionnement de nos glandes. Comment faire fonctionner une voiture s'il lui manque des pièces essentielles?

Même si l'on peut vivre d'amour et d'eau fraîche, il demeure important d'offrir à son corps les éléments dont il a besoin pour faire son travail. Je dis souvent en conférence que l'on doit être bien déconnectée en tant que société pour être obligée de démontrer aux gens qu'en ayant une meilleure alimentation, ils se porteront mieux. Cela me semble tellement d'une logique évidente. Aussi évidente que le bonheur rend heureux! Souvent aussi, j'explique que tout le monde comprend son garagiste lorsqu'il nous dit que faire les changements d'huile, vérifier les bougies de façon régulière, préserve son automobile de bris prématurés. C'est exactement la même chose pour notre corps.

Sam Graci, auteur du livre *Les superaliments*, disait en conférence: «Lisez les étiquettes des produits que vous achetez et demandez-vous si vous avez envie que tels ou tels ingrédients deviennent vos cheveux, votre peau, vos ongles, votre système nerveux...» Lire les étiquettes des denrées alimentaires est très convaincant et devient la première prise de conscience à faire. Ce que je mange doit me nourrir et non pas me nuire. Jusqu'à ce jour, aucun produit chimique n'a permis à un individu de rester en santé. On me dira que tout est chimie, et cela est vrai dans l'absolu. Je précise donc que lorsque je parle de produits chimiques, je parle des colorants alimentaires, des agents

de conservation non alimentaires, des additifs, des édul-
corants, des pesticides, des insecticides, des fongicides,
des rehausseurs de goût, des stabilisateurs, et j'en passe
tant la liste est longue. Si vous sortez de votre garde-
manger tout ce qui contient ces produits, vous aurez déjà
fait un grand pas vers la santé. C'est tellement vrai qu'après
avoir fait l'exercice, certaines patientes me disent: «Mais
il ne me reste plus grand-chose dans mon panier d'épicerie, que vais-je manger?» Au départ, on peut croire
que cette nouvelle façon de s'alimenter est restrictive.
Bien au contraire! Vous en serez rapidement convaincue
en découvrant toutes les bonnes choses que l'on peut se
préparer sans produits chimiques. Cela s'étend même au
prêt-à-manger.

Certaines personnes diront que de toute façon il faut bien
mourir de quelque chose. À celles-ci, je demande si elles
ont déjà envié un proche mourant d'un cancer. Personnellement, je préfère mourir en santé sans douleurs ni cal-
vaire. Et vous?

D'autres argumentent sur les coûts élevés des aliments
sains. Tout en bas de la pyramide des besoins essentiels de
Maslow, se trouve l'alimentation, besoin fondamental
sans lequel on ne peut vivre. L'épicerie prend une place
incontournable dans notre budget hebdomadaire. Mais
n'est-ce pas souvent à même le panier d'épicerie que l'on
tente de faire des économies? Plus encore, nous sommes-
nous rendu compte de la diminution de la qualité des denrées alimentaires que nous achetons aujourd'hui?

Si vous achetez pour deux dollars de boisson gazeuse,
vous venez d'effectuer une *dépense*. Si vous achetez pour

deux dollars de riz à grains entiers («brun»), par exemple, vous venez de faire un *investissement*. Car l'un ne vous apportera aucun nutriment et nuira à votre santé alors que l'autre vous permettra de la conserver, voire de l'optimaliser.

Il est peut-être temps de revoir nos choix alimentaires, car ils ont un impact direct et certain sur notre santé. Je l'ai maintes fois vérifié avec mes enfants. Combien de nuits blanches passées auprès d'un enfant malade nous sommes-nous évitées, mon conjoint et moi, en changeant notre alimentation familiale. La responsable de la garderie où mes enfants allaient me disait souvent: «Comment se fait-il que vos enfants ne soient jamais malades et ne prennent jamais d'antibiotiques?» Nous avons fait le choix d'investir dans le panier d'épicerie, et cela nous a bien servi. Notons aussi qu'en diminuant l'apport de viande et en augmentant les mets végétariens, nous avons équilibré le budget d'épicerie de façon très acceptable. Même pour les familles à faible revenu, il est tout à fait possible de composer un panier d'épicerie sain à moindre coût. C'est une question de priorité tout simplement.

Les changements alimentaires que je vous propose sont simples à effectuer et ne vous entraînent dans aucune philosophie alimentaire spécifique. Ce qui chapeaute ma démarche alimentaire est le simple souci de manger des aliments exempts de produits chimiques. C'est une première étape qui me semble fondamentale, et c'est heureusement une tendance qui s'installe dans plusieurs grandes surfaces actuellement au Québec et depuis longtemps ailleurs dans le monde. Si l'ensemble de votre épicerie, disons 90 % de votre panier, est constitué d'aliments sains, les quelques «cochonneries» restantes auront peu d'impact négatif. Même les desserts peuvent être sains et délicieux. C'est ce que je propose dans mes ateliers de cuisine saine. Manger sainement, c'est aussi une cuisine très goûteuse et gourmande, même pour les palais les plus fins. Le seul obstacle est souvent le «*préjugé*», le jugé d'avance, qui est servi en même temps que le mets et qui avant même d'être goûté est d'ores et déjà rejeté.

La composition du panier d'épicerie

D'abord, votre panier d'épicerie doit inclure des légumes frais de toutes les couleurs et en abondance. D'ailleurs, la moitié de votre assiette devrait en être composée. Servez-les crus ou cuits à la vapeur; évitez la cuisson au micro-ondes, à l'autocuiseur ou bouillis, car cela détruit plusieurs nutriments essentiels. Les légumes fournissent une multitude d'outils que le corps métabolisera (transformera) en toutes sortes de sous-produits vitaux pour son bon fonctionnement. On parle beaucoup du soya comme d'un aliment riche en phytohormones, mais savez-vous que plusieurs légumes en contiennent aussi? De plus, ils ont une haute teneur en chlorophylle qui aide à nettoyer et à fortifier le sang. En prime, leurs fibres permettent une meilleure évacuation intestinale. Toutes ces qualités offrent aux femmes en ménopause une source de nutriments dont elles ne sauraient se priver. Les acheter de culture biologique vous assure qu'ils sont exempts de produits chimiques et de manipulations génétiques. Quoi de plus important que d'éviter les multiples sources d'intoxications par les produits chimiques pour permettre au foie et aux intestins, entre autres, de bien faire leur travail de ménage hormonal! De plus, comme ce type d'agriculture tient compte de la qualité des sols, les légumes biologiques vous offrent un rendement nutritif en vitamines et en minéraux très supérieur aux cultures chimiques.

N'oubliez pas que l'agriculture biologique n'est autre chose que ce que nos agriculteurs d'antan faisaient avant l'arrivée des produits chimiques. Si, comme consommateurs, nous avions exigé à ce moment-là une identification claire des légumes arrosés chimiquement, nous n'aurions pas aujourd'hui à parler de produits biologiques. Logiquement, ce n'est pas à ceux-ci de s'identifier, mais bien à ceux que l'on a arrosés ou modifiés de quelque manière que ce soit. Mais qui choisirait des produits chimiques ou modifiés génétiquement? Mieux vaut ne rien inscrire, ne pas en informer le consommateur et faire des études d'impact sur la santé qui s'étireront sur tellement d'années que l'on ne pourra plus très bien lier la cause à l'effet. Réagissons et exigeons maintenant! Nous sommes le pouvoir. Si personne n'achète de ces produits, des changements s'opéreront pour le plus grand bien des consommateurs.

Donc, des légumes à profusion et des acides gras essentiels pour les napper. N'ayez crainte, c'est plus simple qu'il n'y paraît. Une bonne vinaigrette composée d'huile de première pression à froid fera l'affaire. Les acides gras sont dits essentiels parce que le corps ne peut les produire par lui-même. Il est dépendant de ce que vous ingurgitez. Je suis persuadée que la carence en acides gras essentiels est la plus importante de toutes, particulièrement chez les femmes ménopausées. La très grande majorité des femmes n'en consomment pas du tout. Pourtant, ils sont très importants. D'eux dépendent plusieurs conversions hormonales et la qualité des membranes cellulaires, entre autres, en ce qui concerne la ménopause. Plusieurs femmes auront constaté leurs effets presque magiques si elles ont eu recours, par exemple, à l'huile d'onagre pour contrer un syndrome prémenstruel désagréable. Il est possible de les consommer en capsules mais personnellement, je préfère, et de loin, le mode alimentaire. Ajoutez à vos salades (ne pas comprendre laitue seulement), une vinaigrette composée de 160 ml (2/3 tasse) d'huile d'olive de première pression à froid (gras monoinsaturé) et de 80 ml (1/3 tasse) d'huile de lin (gras polyinsaturé). Pour un goût extraordinaire, complétez avec 60 ml (1/4 tasse) de tamari (sauce soya sans produits chimiques ni sucre), 30 ml (2 c. à soupe) de vinaigre de cidre de pomme ou de jus de citron, une gousse d'ail écrasée et des herbes que vous aimez. Cette vinaigrette plaît aux grands comme aux petits. Consommez-la à raison de 30 ml (2 c. à soupe) par jour dans votre salade et, n'ayez crainte, elle ne vous fera pas engraisser. Au contraire, votre corps l'utilisera à bon escient. Lorsque vous voudrez faire changement, changez le tamari par 30 ml (2 c. à soupe) de moutarde de Dijon ou par 45 ml (3 c. à soupe) de tahini (beurre de sésame, très riche en calcium). Vous avez ainsi trois excellentes recettes de vinaigrette. Je vous livre en passant l'un de mes petits secrets pour une salade chaque fois irrésistible: saupoudrez-la de 45 à 60 ml (de 3 à 4 c. à soupe) de levure de bière de marque Bjäst avant de mélanger. On vous en redemandera!

Si vous demeurez au Québec, je vous suggère d'acheter les huiles de marque Orphée ou Soleil d'Or parce qu'ainsi, on encourage une entreprise de chez nous qui importe et produit de vraies huiles de première pression à froid. Il vous est possible de visiter ses installations et, ainsi, de mieux comprendre pourquoi vous payez plus cher pour une huile de première pression à froid. Vous trouverez le numéro de téléphone sur chaque bouteille.

Une autre façon de consommer des acides gras essentiels consiste à mettre dans votre gruau ou yogourt du matin de 15 à 30 ml (de 1 à 2 c. à soupe) de graines de lin moulues. Mais attention! il ne faut pas moudre ces graines à l'avance, car elles s'oxyderont. Un autre déjeuner fort intéressant pour les femmes est de passer au mélangeur du tofu soyeux avec des fruits frais, fraises ou framboises, de la graine de lin moulue et un peu de sirop d'érable (cette recette de base est tirée du livre *Ménopause, nutrition et santé* de Louise Lambert-Lagacé). En plus d'être une délicieuse crème, elle apporte beaucoup d'éléments nutritifs importants pour la femme ménopausée, mais osons le dire pour toutes les femmes aussi!

Une autre option consiste à acheter des huiles déjà équilibrées en différents acides gras essentiels. Au Canada, on trouve ces huiles commercialisées sous les noms de Udo (de la compagnie Flora) ou Quatuor (de la maison Orphée).

Utilisez pour la cuisson une huile d'olive de bonne qualité que vous verrez à ne pas laisser fumer.

Le sujet des acides gras essentiels en est un bien complexe. Si vous désirez en apprendre plus, consultez le livre *Le guide des bons gras* de Renée Frappier et de Danielle Gosselin.

J'ai toujours été surprise de constater tous les effets bénéfiques que pouvaient avoir sur la santé de mes clients ce simple ajout d'acides gras essentiels dans leur menu quotidien: meilleure souplesse et hydratation de la peau, diminution des problèmes cutanés et des douleurs inflammatoires, amélioration du syndrome prémenstruel, diminution des bouffées de chaleur et meilleur transit intestinal ne sont que quelques exemples.

Augmenter la qualité des produits céréaliers est une autre étape. Notez que je ne parle pas ici des céréales en boîte mais bien des farines complètes, du pain, des pâtes et des céréales elles-mêmes comme le riz à grains entiers («brun»), le millet, le sarrasin, etc.

Consommer des céréales complètes vous apportera beaucoup de vitamines du complexe B. Ce sont elles qui nourrissent le système nerveux et les glandes surrénales. (Dans le prochain chapitre, il sera question de l'importance de bien nourrir les glandes surrénales particulièrement lorsque l'on est en ménopause.) De plus, les céréales complètes permettent, grâce à leur richesse en fibres, un transit intestinal quotidien, ce qui est nécessaire à une bonne santé.

Les céréales et leurs sous-produits sont tellement dévitalisés aujourd'hui qu'on leur ajoute des vitamines de synthèse. C'est dire jusqu'à quel point on les a mécaniquement converties et dénaturées. Comme leur consommation occasionne entre autres des troubles de constipation, on suggère de leur ajouter des fibres et du germe de blé. Personnellement, je crois plus simple et plus logique de consommer les céréales complètes dès le départ. Elles contiennent tout ce qu'il faut, vous n'aurez rien à ajouter. Toutefois, prenez garde à la mauvaise utilisation des termes «intégral», «santé» ou «naturel» qui sont amplement galvaudés. Encore une fois, lire l'étiquette du produit vous renseignera sur sa qualité. Un client me disait l'autre jour qu'il avait réglé des problèmes de constipation chronique simplement en changeant son pain blanc pour un pain au levain fait de farine complète et biologique. C'est donc en achetant des farines de blé entier biologiques, des pains complets à la levure ou au levain selon votre goût, des pâtes alimentaires faites de farines complètes (dont le soya) et en consommant du riz à grains entiers (il existe des mélanges de riz «brun», rouge, sauvage qui sont tout à fait délicieux), des gruaux non transformés, etc., que l'on s'assure de l'apport nutritif de ces merveilleux produits céréaliers. En ce qui concerne les flocons comme le gruau, notez qu'il en existe dans la plupart des variétés de céréales. Vous trouverez ainsi des gruaux de riz, de millet, de sarrasin, de seigle et même de soya. La variété est grande, et chacune d'entre elles vous apportera des éléments nutritifs différents.

Parlons maintenant de l'apport en protéines. Dans cette famille, nous retrouvons les protéines animales telles que la viande, les poissons et les produits laitiers ainsi que les protéines végétales telles que les légumineuses, le tofu, le seitan, les protéines de soya, les noix et les graines. L'excès de protéines animales caractérise la diète des Nord-Américains avec des conséquences fâcheuses sur leur santé. Si chacun de vos repas est composé de protéines animales, il y a excès. C'est d'ailleurs de cet excès que découle la trop grande consommation de gras saturés.

La nouvelle mode est au régime méditerranéen ou crétois. Si vous les examinez de près, vous constaterez que les produits animaux se trouvent tout en haut de la pyramide juste avant le sucre et les desserts, donc en petite quantité.

Par contre, les légumineuses, les poissons, les noix et les graines se situent tout en bas, donc à consommer plusieurs fois dans la semaine, sinon chaque jour. Oui! On se retrouve ici très près du végétarisme, mais j'ose à peine en parler tant ce terme est encore entouré de préjugés... Il n'en reste pas moins que depuis plus de vingt ans, le régime végétarien a fait ses preuves et qu'aujourd'hui, dans l'ouest des États-Unis et du Canada, il est le plus populaire et le plus performant pour une santé optimale. Cela dit, il vous faudra trouver votre juste milieu, là où votre famille et vous serez à l'aise. Aucune théorie n'est intéressante si elle ne peut s'appliquer facilement dans notre vie de tous les jours.

Diminuer la consommation de viande et de produits laitiers à trois ou quatre fois par semaine est déjà appréciable. L'ajout d'un ou de deux repas de poisson par semaine et le reste en protéines végétales comme une bonne soupe aux lentilles ou aux pois, un végépâté, etc., améliorera votre condition. Pour celles (je m'adresse ici spécifiquement aux femmes de plus de quarante ans) qui ont abandonné la viande et ne l'ont pas substituée par une protéine végétale, je dis attention: il vous manque des nutriments essentiels comme le fer. Il ne suffit pas d'enlever la viande de son menu, encore faut-il la remplacer par ses équivalents. Il est important de le préciser, car je retrouve souvent cette carence dans l'analyse des menus de mes clientes. Les médecins inciteront ces femmes à manger de nouveau de la viande rouge si leur formule de fer est trop basse. L'autre option consiste à consommer les substituts. Si vous ne le faites pas, il m'apparaît préférable pour vous de consommer un peu de viande afin de couvrir vos besoins. La quantité de protéines à consommer par jour est variable en fonction de votre âge, de votre condition et de l'activité physique que vous faites quotidiennement. Elle est donc à doser de manière individuelle.

En apprenant à cuisiner les protéines végétales, vous augmenterez la variété de vos menus et diminuerez vos coûts d'épicerie puisqu'elles sont beaucoup moins dispendieuses que la viande. De plus, en les consommant, vous contribuerez à sauvegarder notre planète et à redistribuer les richesses permettant de nourrir tous ses habitants. Ne devons-nous pas tendre vers cette conscience élargie au début de ce nouveau millénaire?

Depuis l'affaire de la «vache folle» en Angleterre, bien des questions ont été soulevées relativement à la qualité de l'élevage du bétail. En tant que naturopathe, j'en parle depuis longtemps, mais mes propos étaient considérés comme extrémistes et non prouvés. Aujourd'hui, vous êtes à même de constater jusqu'à quel point les animaux sont manipulés, médicamentés et élevés dans des conditions épouvantables, puisqu'on en parle souvent dans les journaux. Sachez par contre qu'il existe de petits producteurs de viande qui ont encore le souci et le respect des animaux qui les nourrissent. Ces viandes sont dites biologiques, car les bêtes ont été nourries de grains et de fourrages non arrosés de produits chimiques. Ils n'ont pas reçu d'hormones de croissance ou d'antibiothérapie; de plus, ils ne sont pas abattus dans les mêmes conditions. Vous retrouverez ces produits dans les magasins d'alimentation naturelle.

En ce qui concerne les produits laitiers et le lait de vache, ils feront partie de mes propos dans la rubrique portant sur l'ostéoporose.

Résumé

1. Augmenter la qualité des aliments que l'on achète. Pour ce faire, lire les étiquettes attentivement.

2. Consommer des légumes frais et crus dans une proportion équivalente à la moitié de son assiette.

3. S'assurer de l'apport quotidien d'acides gras essentiels sous une forme ou sous une autre.

4. Modifier sa consommation de protéines en fonction de sa propre réalité en suivant les quelques règles énoncées précédemment.

5. Consommer des céréales complètes en changeant la qualité du pain, des farines; des pâtes et des céréales elles-mêmes telles que le riz à grains entiers («brun»), l'avoine, le maïs, etc.

Vous pourriez arrêter votre lecture ici, appliquer ces cinq recommandations le plus rapidement possible et constater tous les changements bénéfiques qu'ils vous procureront. Pour plusieurs femmes, même celles avec des symptômes importants, ce sera déjà suffisant.

Pour terminer cette rubrique sur l'alimentation, j'aimerais porter votre attention sur deux produits particulièrement polluants pour le corps, qui aggravent tous les symptômes désagréables de la ménopause. Faites le simple exercice de les retirer l'un après l'autre de votre alimentation et voyez le résultat sur votre état général. Il parlera tout seul.

Le premier de ces produits est le sucre blanc. L'industrie alimentaire s'est vite aperçue que le sucre raffiné amenait une dépendance chez le consommateur. Cela lui a permis de prendre une expansion phénoménale et de se retrouver dans la grande majorité des produits alimentaires. Sachez que dans 15 ml (1 c. à soupe) de sucre blanc, vous avez le sucre concentré de 6 mètres de canne à sucre! Depuis le début du siècle, la consommation de sucre blanc au Québec est passée de 7 kg à 9 kg (15 lb à 20 lb) par individu, par année, à 68 kg (150 lb) actuellement. Impressionnant, n'est ce pas? Plusieurs femmes me disent qu'il y a long-temps qu'elles ne mettent plus de sucre blanc sur la table. Mais le problème demeure, car le sucre est caché dans la plupart des denrées alimentaires. Une boîte de céréales pour enfants peut renfermer jusqu'à 52 % de son contenu en sucre blanc! Inutile d'en rajouter... Le pain blanc en contient également et il est consommé quotidiennement. À mon avis, le sucre blanc est un véritable fléau qui a des conséquences très importantes sur la santé. Ne serait-ce qu'au niveau du pancréas qui se doit de réajuster la gly-cémie en permanence devant la consommation quoti-dienne de sucre blanc. Nous savons aussi que les femmes souffrant d'hypoglycémie ont plus de symptômes de cha-leurs que les autres. J'en reparlerai en abordant les fonc-tions pancréatiques. Si le sucre est si populaire, c'est peut-être qu'il nourrit autre chose que l'organisme... Peut-être un grand manque de douceur et d'amour?

On peut manger des desserts sans sucre blanc. Notre bon vieux sirop d'érable, le sucanat*, les fruits séchés et le miel font parfaitement l'affaire. Il s'agit de se procurer un livre de recettes de desserts sains, et le tour est joué!

Le deuxième produit particulièrement néfaste pour l'organisme est le café. Oui, je sais, vous aimeriez probablement mieux ne pas en entendre parler et je vous comprends. Il n'en reste pas moins que le café est un acide puissant, qu'il irrite les intestins et engorge le foie. De plus, dû à son effet excitant, il épuise les ressources du système nerveux, si précieuses lors de la ménopause. Il crée même des symptômes de détoxication lorsque l'on arrête d'en prendre. Si vous avez des chaleurs incommodantes, arrêtez le café et vous les verrez diminuer en flèche. Rien n'est plus convaincant que sa propre expérience et elle vaut toutes les études scientifiques faites sur le sujet. Arrêtez la caféine (même le décaféiné) et si vous vous en portez mieux, alors vous percevrez différemment votre tasse de café matinale. Au lieu d'être le départ d'une bonne journée, elle sera la cause de quelques chaleurs incommodantes de plus. Il sera dès lors beaucoup plus facile pour vous de ne plus en consommer. Si vous faites partie de celles que la caféine dérange très peu, prenez votre café après le déjeuner afin de minimiser son action irritante sur l'estomac.

Cela dit, c'est la prise quotidienne de café que je déconseille le plus. Un café ici et là n'aura pas d'impact important, sauf à la ménopause, mais sa consommation régulière en aura chez la plupart des femmes. Le café a un impact non seulement sur les chaleurs de la ménopause,

---

* Sucre brut non raffiné.

mais aussi sur les douleurs arthritiques ou rhumatismales. De plus, il induit une déperdition du calcium osseux.

Le café est l'aliment «chouchou» de notre rythme de vie actuel. Comment partir la journée sans ressentir la fatigue accumulée, sinon en prenant un ou deux bons cafés? Pas étonnant que nous y soyons si attachés.

Notre engouement pour le café nous a fait perdre la simple et bonne habitude de boire de l'eau. Pourtant, une bonne eau de source au lever et tout au long de la journée permet la vidange rénale et assure le bon maintien de toutes nos cellules, composées en grande partie de cette eau si précieuse qui demande d'être renouvelée quotidiennement. Dites-vous simplement: «J'arrête le café pour deux semaines, juste pour voir l'impact que cela aura sur moi.» C'est plus facile d'acquérir une nouvelle habitude de cette façon que de se dire en partant qu'il faut s'en priver pour le reste de ses jours...

Avec l'amour, l'alimentation est la première source d'énergie de notre organisme. Nous ne pouvons pas prétendre à une santé optimale sans s'en soucier. C'est une affaire de gros bon sens. Depuis plus de trente ans, les naturopathes prônent un régime alimentaire plus sain sur les plans qualitatif et quantitatif. De nos jours, de plus en plus de gens, même des médecins, se rangent du côté des naturopathes pour dire qu'une saine gestion de sa vie passe aussi par une saine alimentation. C'est l'un des quatre piliers qui supportent la santé de l'être humain, et c'est aussi le plus facile et le plus rapide à remettre en équilibre. N'attendez pas d'être malade pour faire le pas... La prévention est beaucoup plus simple à faire que la maladie à guérir!

Un mot sur les polluants œstrogéniques...

M. David Suzuki, vulgarisateur scientifique canadien, a déjà fait un reportage sur la qualité des eaux urbaines et nous a révélé la présence d'une grande quantité d'œstrogènes de synthèse dans l'eau de la ville de Montréal. De plus en plus d'hormones polluantes se retrouvent en effet non seulement dans notre alimentation par le biais de l'eau du robinet, mais aussi par les viandes et les produits laitiers consommés. Nos animaux reçoivent leur dose d'hormones et d'antibiotiques qui se retrouvent invariablement dans notre assiette, puisqu'ils ne sont pas détruits par la cuisson. C'est ainsi que notre alimentation moderne est farcie d'hormones.

Il peut être important de considérer ce fait, particulièrement pour les femmes qui notent chez elles des symptômes d'excès d'œstrogènes. Les principaux signes d'un surplus d'œstrogènes sont:

- un fort syndrome prémenstruel;
- rétention d'eau, œdème;
- hypertension;
- gonflement des seins, formation de kystes aux seins;
- sautes d'humeur marquées, dépression, anxiété;
- fibrome utérin, cancer de l'endomètre;
- visage bouffi au réveil;
- pieds enflés le soir.

Si vous vous reconnaissez dans plusieurs de ces signes, il serait sage d'évaluer la quantité de viande, d'eau du robinet et de produits laitiers que vous consommez chaque jour. Ces mesures correctives peuvent avoir un impact sur votre santé. Il est important de comprendre que le corps, par le biais de son système glandulaire, produit la quantité exacte d'hormones pour répondre aux besoins du moment, ni plus ni moins. Cet orchestre glandulaire, à moins de défaillance ou de maladie, n'augmentera ni ne diminuera sa production hormonale. Il répondra de manière précise aux besoins de la femme à chaque instant. La prise d'hormones de synthèse par la voie alimentaire aura un impact important sur tout le système glandulaire, tronquant sa propre production pour éviter les surplus. Lorsque cette prise exogène se fait de façon continuelle et sur une longue période de temps, certains symptômes liés à un excès d'œstrogènes pourront se manifester.

Attention! il ne faut pas confondre œstrogènes polluants et phyto-œstrogènes. Ces derniers sont tout à fait sécuritaires, car le corps garde le contrôle sur leur transformation. Même si vous avez déjà eu un cancer du sein ou de l'utérus, ils ne vous nuiront pas, bien au contraire. On les trouve dans le règne végétal, dans les légumineuses (le soya ou les pois) et dans plusieurs plantes utilisées en traitement de soutien lors de la ménopause.

Chapitre 8

Le système glandulaire et son soutien

Dans ce chapitre, je vous présente sommairement le système glandulaire, car ce guide a pour objectif de faire un tour complet de la question, dans un langage simple. Vous retrouverez à la fin de cet essai une liste d'ouvrages spécialisés qui vous permettront d'approfondir un thème en particulier si vous le désirez.

Demeurez attentives à la description des symptômes qui seront décrits au fur et à mesure de votre lecture, car ils vous permettront de mieux cibler vos premières démarches.

Le foie, le pancréas, les ovaires, les surrénales, la thyroïde, l'hypophyse et l'hypothalamus travaillent tous à différents niveaux à produire, à gérer, à nettoyer afin de permettre à la femme une vie fertile. À la fin du cycle de reproduction, tout ce système vivra momentanément une période de rééquilibrage lui permettant de clore la fonction reproductive afin de remettre la femme ménopausée dans un nouvel équilibre hormonal. Si, pour diverses raisons, une ou plusieurs de ces glandes souffrent d'un dysfonctionnement, il est possible qu'apparaissent certains symptômes désagréables. Voilà pourquoi il est si important de garder en harmonie cet orchestre symphonique glandulaire.

Le foie

Le tout premier organe à considérer est le foie. Même si les livres médicaux n'en parlent pas comme faisant du système glandulaire, il joue toutefois un rôle très important dans la gestion hormonale de notre corps.

Le foie est responsable de l'élimination des hormones en excès ainsi que des métaux lourds présents dans l'organisme. Ce rôle est d'une grande importance compte tenu des effets secondaires très nuisibles occasionnés par un surplus d'œstrogènes (voir «Signes et symptômes d'un surplus d'œstrogènes», à la page suivante). Le foie transformera ces œstrogènes en œstriol, hormones moins actives qui seront transportées, par la bile, à l'intestin grêle dans ce que l'on décrit comme le cycle entérohépathique. L'élimination complète des hormones en surplus se fera par les selles et l'urine. Ainsi faut-il que les intestins aient un fonctionnement régulier, c'est-à-dire quotidien ou mieux encore bi-quotidien.

Signes et symptômes d'un surplus d'œstrogènes

- Rétention d'eau, œdème, hypertension
- Gonflement des seins, formation de kystes aux seins
- Sautes d'humeur, dépression, anxiété
- Diminution de la libido
- Menstruations irrégulières ou très abondantes
- Fibrome utérin, cancer de l'endomètre
- Rages de sucre
- Baisse des réserves de glycogène hépatique
- Gain de poids, surtout au niveau des hanches et de la taille
- Pertes de mémoire
- Insomnie
- Visage bouffi au réveil
- Pieds enflés le soir
- Menstruations pendant les deux ou trois premiers mois de grossesse
- Hypoxie intracellulaire
- Toxémie de grossesse
- S'oppose à l'action de la thyroïde
- Encourage la libération d'histamine
- Encourage la coagulation sanguine, risque d'embolie et de crise cardiaque
- Épaissit la bile
- Provoque des rétentions du cuivre et chasse le zinc

Œstrogènes dans l'environnement: DDT, pesticides, asphalte chaude, BPC, lait, œufs, viandes, eau du robinet, etc.

Adapté du livre du Dr John R. Lee, *Équilibre hormonal et progestérone naturelle.*

Propriétés intrinsèques de la progestérone

- Est un précurseur hormonal majeur des œstrogènes, des androgènes et des hormones surrénaliennes
- Rétablit le niveau des hormones à la hausse ou à la baisse
- Normalise le système immunitaire, permet la régénération du thymus
- Protège contre les effets secondaires d'une surabondance en œstrogènes (protection contre la formation de kystes aux seins, cancer de l'endomètre, du sein, des ovaires, fibrome, endométriose, SPM, etc.)
- Est un diurétique naturel
- Permet une meilleure utilisation des gras en énergie
- Est un antidépresseur naturel
- Favorise l'action des hormones thyroïdiennes
- Restaure la libido
- Aide à normaliser la glycémie
- Normalise le taux de zinc et de cuivre
- Restaure le niveau d'oxygène dans les cellules
- Stimule l'activité des ostéoblastes
- Est nécessaire à la survie de l'embryon et du fœtus
- Est un précurseur de la synthèse de la cortisone par le cortex surrénalien

L'œstrogène et la progestérone ont mutuellement des actions antagonistes sur l'organisme. C'est l'équilibre constant de la production de ces deux hormones qui maintient la femme en bonne santé.

Adapté du livre du Dr John R. Lee, *Équilibre hormonal et progestérone naturelle.*

Notez ici le fonctionnement conjoint du foie, de la vésicule biliaire et du petit intestin. Si l'on fait preuve d'une certaine logique enrobée de gros bon sens, cela veut dire que si vous avez des problèmes intestinaux (constipation, colite, diverticulites, flatulences, etc.), avant même de penser à votre foie, vous devez améliorer votre condition intestinale. Nettoyer et fortifier un foie avec des intestins en mauvais état équivaut à mettre les déchets dans la rue sans que les éboueurs passent. Vous vous dirigerez vers un état d'intoxication de plus en plus critique. En naturopathie, nous appelons ces déchets transformés toxines, et celles-ci contribuent fortement à la nidification de la maladie.

C'est pourquoi nous proposons de faire une sorte de grand ménage corporel une à deux fois par année (grand ménage du printemps et léger ménage d'automne) afin de débarrasser l'organisme de ses déchets et de fortifier les organes éliminatoires que l'on appelle émonctoires; il s'agit des intestins, des reins, des poumons et de la peau. Poumons et peau sont fortement sollicités comme organes éliminateurs chaque fois que vous faites un exercice cardiovasculaire, que vous augmentez votre fréquence cardiaque et que vous transpirez. C'est pourquoi l'activité physique est une des clés les plus importantes pour améliorer votre santé. Elle permet un merveilleux nettoyage en sollicitant tout le tube digestif et en dirigeant les déchets vers ces deux émonctoires, largement ouverts par l'effort physique. Je reprendrai un peu plus loin l'importance de l'activité physique sur la santé. Pour l'instant, retenez que celle-ci peut être la démarche que vous choisirez pour nettoyer votre foie et pour augmenter votre élimination intestinale. De plus, l'exercice vous obligera à boire plus d'eau, ce qui permettra à vos reins de filtrer plus de déchets dont les hormones en surplus.

Beaucoup de gens ont des intestins meurtris et ne se rendent pas compte du danger que cela représente pour la santé. Des conditions de constipation ou de selles plus liquides, pour ne nommer que les moins graves, sont des sonnettes d'alarme qu'il vous faut entendre et sur lesquelles vous devez porter une action. Le petit intestin sert à l'absorption de tous les nutriments provenant de votre bol alimentaire, et le gros intestin ou côlon sert à la formation des selles qui élimineront les déchets. Que se passe-t-il si jour après jour l'absorption et l'élimination ne se font plus correctement? Le corps se dévitalisera lentement mais sûrement et se remplira de déchets toxiques. La santé commence par la qualité de votre rythme intestinal et de sa flore. Vous devez en prendre un soin minutieux, d'abord en améliorant la qualité du bol alimentaire, puis en le nourrissant de façon plus soutenue avec des bactéries amicales une ou deux fois par année. Les fibres alimentaires (les grains entiers, les légumes et les fruits frais) doivent impérativement faire partie du menu quotidien. Dans certains cas, un apport en fibres telles que le psyllium (sans sucre) assureront un transit intestinal régulier. Les fibres ont aussi la particularité de se lier aux hormones excédentaires et de les éliminer du corps. C'est à partir de l'observation des selles que chaque jour le médecin des anciens rois de Chine décidait des repas à venir... Souvenez-vous du film *Le dernier empereur de Chine!* Nous avons à apprendre de cette sagesse millénaire. La qualité des membranes intestinales est intimement liée à un bon fonctionnement du système immunitaire et à une vie sans allergies.

Modifions notre regard sur la maladie pour quelques instants. Les virus et les bactéries sont-ils plus virulents qu'autrefois ou n'est-ce pas notre organisme (terrain) qui est plus faible aujourd'hui? Ne serions-nous pas simplement plus réceptifs à attraper n'importe quoi avec un organisme mal nourri, malmené et incapable de se défendre convenablement? Sinon, comment expliquer que dans un même milieu de travail, certaines personnes auront la grippe, par exemple, et d'autres pas. Le virus de la grippe se serait-il montré moins offensif pour certains et plus agressifs pour d'autres? Ou aurait-il l'intelligence de sélectionner ses proies? Bien sûr que non! Tout se joue dans la résistance (par la qualité du terrain) d'un individu à se prémunir ou pas de l'action nocive des virus ou des bactéries pathogènes.

Autant notre peau est notre première barrière de défense à l'extérieur, autant notre muqueuse intestinale est notre première barrière de défense à l'intérieur. Ce rempart contre les agressions mérite toute notre attention. Si vos intestins présentent quelques petites ou grosses défaillances, vous savez maintenant que c'est par là que vous devez commencer votre action. Je souhaite souvent aux étudiants en naturopathie à qui j'enseigne de recevoir au début de leur pratique des clients ayant des troubles intestinaux, car la naturopathie possède un arsenal d'outils doux et extrêmement efficaces pour contrer la plupart des affections intestinales, ce qui n'est pas le cas chez les gastroentérologues qui n'ont pour outils que des médicaments à action asymptomatique et non de guérison. Ce sont aussi ces mêmes clients qui se rendent compte rapidement jusqu'à quel point la qualité alimentaire est importante. Les résultats sont probants.

Revenons maintenant aux personnes qui n'auraient pas de problèmes avec leurs intestins, mais qui ont un foie fragile ou lent. Lenteurs digestives, incapacité à boire un verre de vin ou à manger un peu de beurre, allergies, abdomen gonflé après les repas, constipation, difficulté à se lever le matin, migraines, maux de tête et étourdissements ne sont que quelques-uns des symptômes qu'un foie déficient peut envoyer à son propriétaire. Rappelez-vous que si votre foie est en mauvais état, il n'est plus apte à vous libérer des excès d'œstrogènes qui vous infligent des symptômes désagréables. Avant d'entreprendre une action de nettoyage, assurez-vous d'avoir fermé le robinet des aliments intoxicants... comme le café, vous vous souvenez?

Quelques mesures simples peuvent être d'un grand secours pour soutenir le foie dans ses actions comme:

- consommer de l'huile d'olive de première pression à froid, au moins 30 ml (2 c. à soupe) par jour, avec les repas;

- boire une eau citronnée le matin au réveil permet au foie de se décongestionner. Ça fait beaucoup de bien et c'est simple comme bonjour;

- mettre une petite bouillotte d'eau chaude sur son foie au coucher l'oblige à augmenter sa température et ainsi à se nettoyer doucement.

Certaines plantes ont une action plus draconienne sur le foie. Elles peuvent être intéressantes dans certains cas, mais on ne doit pas en abuser. Ainsi en est-il pour l'artichaut, le boldo et le pissenlit, de merveilleuses plantes cholagogues mais dont l'utilisation ne peut être envisagée qu'à court terme. Il vaut mieux être bien conseillé afin d'en faire un usage judicieux. Par contre, le chardon-marie est une plante douce et reconstituante pour les cellules hépatiques. Non seulement il participera au dégorgement du foie, mais il le fortifiera aussi. Le chardon-marie peut être utilisé sur plusieurs mois, permettant ainsi la reconsolidation du foie.

Permettez-moi ici d'ouvrir une parenthèse sur la qualité des produits naturels, et plus particulièrement des produits phytothérapeutiques. Là comme ailleurs, ce sont différentes compagnies qui en font la mise en marché. Là comme ailleurs également, la qualité peut varier énormément d'une compagnie à une autre en fonction des standards de qualité qu'elles se sont donnés. Ainsi, une plante qui est cueillie le long d'une autoroute risque d'avoir des taux de plomb extrêmement élevés. Ceci n'est que le début d'une longue chaîne de vérifications qu'une compagnie produisant des produits naturels de santé se doit de contrôler. Comme consommateur, il n'est pas facile de faire la différence entre un produit de pauvre ou d'excellente qualité. Ce qui m'apparaît le plus simple est de vérifier si la compagnie dont vous achetez un produit applique le GMP (Good Manufacturing Practice ou Bon Procédé de Fabrication) correspondant aux standards de qualité pharmacologique. Ceci vous assure que non seulement ce qui est écrit sur l'étiquette est bien dans le contenant, mais aussi que le produit en question est d'excellente qualité et dépourvu de métaux lourds. Fermons la parenthèse.

Vous comprenez mieux maintenant toute l'importance de garder un foie, des intestins et des reins en bon état. Ils sont tous les trois directement reliés à vos symptômes de ménopause. Nous venons d'apprendre qu'une des multiples fonctions du foie est sa capacité à libérer du corps les œstrogènes en excès. Imaginez ce que la consommation quotidienne d'un taux fixe d'œstrogènes de synthèse, prise sur quelques années, peut avoir comme impact sur cet organe déjà très sollicité. C'est dévastateur et c'est pourquoi, si votre choix s'est arrêté ou se portera sur la prise d'hormones de synthèse, il est primordial pour vous de prendre un soin très particulier de votre foie par le biais des recommandations mentionnées précédemment. Celles-ci seront plus spécifiques et, surtout, adaptées à votre condition personnelle si vous consultez votre naturopathe. Par exemple, l'ail en capsules de marque Kyolic agit comme chélateur des métaux lourds, stimule le système immunitaire et tend à diminuer la tension artérielle et le cholestérol. Si l'action de l'ail correspond à votre profil personnel, alors il serait plus indiqué pour vous que les autres plantes mentionnées précédemment. Sur le plan médical, plusieurs femmes hésitent à se procurer des hormones en applicateur cutané, car leur coût est plus élevé. Si tel est votre cas, n'hésitez pas à payer un peu plus cher, car la différence de prix vaudra bien la survie de votre foie et les problèmes de santé qu'il vous évitera. D'ailleurs, de plus en plus de médecins incitent ou même ne proposent que les hormones en timbre cutané ou en gel parce qu'elles sont plus sécuritaires pour le foie.

Je vous parlais dans les premières pages des quatre piliers de la santé dans la vision naturopathique. Un de ceux-là est la gestion du stress et des émotions. Il est clair que de nos jours on ne peut plus nier les effets directs des émotions dans notre corps. Toute la difficulté reste à le prouver scientifiquement. C'est facile d'en faire le constat lorsque, par exemple, j'évite de près un accident, «j'ai eu peur» (l'émotion), et que je sens immédiatement l'adrénaline envahir chacune de mes cellules (réaction physiologique), ce qui me fera dire «j'ai eu chaud!» Mais c'est une autre histoire que de prouver qu'un très grand stress amenant un ressenti de perte, par exemple, engendrera un cancer des testicules ou des ovaires. Celui qui à ma connaissance nous a offert jusqu'ici une piste valable et scientifiquement vérifiable bien que contestée, comme toujours, est le Dr Hamer, un oncologue allemand. Il a pu démontrer qu'un très grand stress vécu seul et amenant différents ressentis laissait une marque analysable sur un scanner du cerveau.

Comme mes années de pratique m'ont prouvé que les émotions que vit un individu sont toujours actives et jouent un rôle de premier plan dans la maladie qu'il développe, j'ai poursuivi ma formation avec des médecins ayant eux-mêmes travaillé avec le Dr Hamer.

C'est pourquoi j'ai choisi de vous livrer une partie des pistes d'analyse qui, sur le plan émotif, pourront vous être utiles. Je le fais de façon très superficielle, l'objection n'étant que de susciter chez la lectrice une ouverture lui permettant de faire des liens entre ce qu'elle vit sur le plan émotif et ses réactions physiologiques. Approfondir davantage demanderait une analyse en profondeur qui déborderait largement les propos de ce livre. Je vous citerai donc certains ressentis (aspect émotif) pour quelques organes. Selon le Dr Hamer, «la maladie est la réponse parfaite du cerveau face à un conflit non résolu».

Le ressenti qui concerne spécifiquement le foie parle de manque, de la peur de manquer de l'essentiel ou de ce qui est vécu par l'individu comme tel: l'argent, la famille, les aliments, etc.

Si vous vivez des dérèglements, quels qu'ils soient, avec votre foie, interrogez-vous sur cet aspect de «manque» dans votre vie ou de celui que vos parents vous ont peut-être légué lorsque vous étiez enfant. Dans mon cas, mes parents ont vécu la guerre 1939-1945 et je peux vous dire que la peur de manquer de nourriture était visiblement ancrée dans leur vie, se traduisant par un réfrigérateur et un congélateur toujours pleins à ras bord, au cas où! Je prends donc bien soin de mon foie, m'étant rendu compte que je portais également ce manque, et j'ai pris soin de régler ce ressenti le plus rapidement possible. Comment y arrive-t-on? Il faut, dans un premier temps, prendre conscience de l'émotion (ressenti) qui nous habite. Dans un deuxième temps, vient l'étape qui consiste à faire le lien entre ce ressenti et l'attitude, le comportement, la réaction qu'il génère invariablement chez soi, dans notre vie de tous les jours. On arrive ainsi à changer notre manière de réagir et, du même coup, à se libérer du ressenti qui menace notre santé à court, moyen ou long terme. Je me suis rendu compte d'abord jusqu'à quel point je vivais dans le «manque» alors qu'en réalité, j'étais dans une belle abondance. Puis, j'en ai parlé à mes parents. Je leur ai dit que si eux avaient souffert d'un manque de nourriture, moi, en revanche, c'était tout le contraire. Jamais nous n'avions manqué de l'essentiel à la maison et par la suite, comme jeune adulte autonome, je n'avais jamais manqué de rien. Je leur ai dit simplement que tout cela leur appartenait, faisait partie intégrante de leur vécu à eux mais pas du mien. Plusieurs mois plus tard, une copine que je n'avais pas vue depuis longtemps est venue à la maison et, ouvrant mon réfrigérateur, m'a dit: «Il est bien vide, ton frigo!» Sans m'en rendre compte, je pouvais maintenant tolérer qu'il ne soit plus plein à craquer. Tout passe par la prise de conscience dans l'émotion et l'action liée à cette dernière pour changer notre manière de réagir. C'est ce que l'on appelle l'évolution, je crois!

Cette nouvelle avenue définissant plus finement encore la globalité de l'être ouvre la porte sur une grande autonomie et la responsabilité de l'individu face à lui-même. Symptômes et maladies ont un sens. Ils ne tombent pas du ciel pour nous abattre, mais bien pour nous faire cheminer un peu plus loin par l'élargissement de notre conscience.

Les désagréments de la ménopause s'insèrent eux aussi dans ce schéma de compréhension des maladies et des symptômes.

Le pancréas

Le pancréas, qui fait partie du système endocrinien, régit le taux de sucre sanguin par le biais de deux hormones, l'insuline et le glucagon. Il produit aussi de nombreuses enzymes digestives responsables de plusieurs réactions en chaîne. En collaboration avec l'hypothalamus, l'hypophyse (pituitaire), la thyroïde, les parathyroïdes, les surrénales, les ovaires et les testicules (principales glandes endocrines), le pancréas joue un rôle important dans les bouffées de chaleur chez la femme en ménopause.

Si vos chaleurs ne se produisent jamais après les repas mais bien lorsque vous avez l'estomac vide (ce qui peut impliquer une chute de votre glycémie), votre pancréas est peut-être en cause. Danièle Starenkyj, dans son livre *La ménopause: une autre approche,* mentionne les recherches de Simpkins et Katovich (1990) affirmant que les chaleurs et les sueurs étaient en réalité un phénomène hypoglycémique. Je cite: «Pour ces chercheurs, la bouffée de chaleur est un résultat direct de la mise en œuvre de mécanismes au niveau du système nerveux sympathique visant à élever le taux de glucose sanguin.» Sachant que les œstrogènes de synthèse augmentent le glucose sanguin (un de leurs nombreux effets secondaires), il est possible que ce soit plus cette élévation du taux de sucre sanguin qu'un manque d'hormones œstrogéniques dans le système qui fait en sorte qu'elles ont un effet rapide sur la diminution des chaleurs. En d'autres mots, si vos chaleurs surviennent longtemps après les repas, il est probable qu'elles sont dues à un dérèglement du pancréas dans sa fonction de libération de glucagon (qui augmente le sucre sanguin) et non à un déficit d'œstrogènes. Prendre des hormones de synthèse dans ce cas, bien qu'elles enraient complètement les chaleurs la plupart du temps, ne règle pas la cause du problème.

Le pancréas régit donc deux rôles différents; soit la libération de ces deux hormones par les îlots de Langerhans dans sa partie endocrine ainsi que la synthèse et la libération des enzymes digestives dans sa fonction exocrine. Rage de sucre, tendance à s'endormir après les repas, digestion lente, flatulences et ballonnements sont d'autres symptômes que vous pouvez éprouver si votre pancréas a des ratés dans sa fonction enzymatique. Que faire alors?

Toujours la même chose, alimentation et exercices. Plus précisément, tout aliment apportant une bonne quantité de complexe B comme les céréales entières, les abats d'animaux élevés avec conscience et les levures (comme la levure de bière qui en contient de façon importante). Ces aliments renferment un autre nutriment, le chrome, aussi appelé «facteur de tolérance au glucose». Le sucre blanc, le café et le stress sont de grands voleurs de vitamine B et de chrome. Comme l'alimentation du Nord-Américain moyen contient beaucoup de sucre et de café, peu d'aliments riches en complexe B, et que le stress fait partie du quotidien, beaucoup de gens se retrouvent ainsi en déficit de vitamine B.

On conçoit facilement qu'un athlète olympique, par sa condition et l'exigence de son entraînement, augmente de beaucoup son apport alimentaire en protéines, glucides et lipides. Imaginez qu'il en va de même pour vous lorsque vous travaillez pour deux, tant au bureau qu'à la maison, et que votre stress augmente en conséquence. Vous devez alors réagir à la manière de l'athlète en augmentant vos rations d'aliments riches en complexe B. Ce sont eux qui vous permettront de tenir la route sans défaillance. Malheureusement, la plupart du temps, plus on est fatigué, plus on se stimule à coups de sucre et de caféine, ce qui nous précipite vers l'épuisement total. C'est ce que l'on appelle «l'assurance-maladie»! Ce complexe de vitamines est non seulement fondamental pour le métabolisme du sucre, mais aussi pour celui des lipides et des protéines. Il joue également un rôle de premier ordre dans tous les dérèglements hormonaux et psychologiques. J'y reviendrai plus loin.

Avant de vous précipiter sur un pot de vitamines du complexe B, faites d'abord l'effort de modifier votre alimentation, car c'est souvent suffisant et c'est certainement plus logique que de prendre des pilules, même naturelles, pour le restant de vos jours. Lorsque vous vivez une période de stress important, il peut être adéquat de soutenir votre pancréas avec des produits naturels pour un certain temps, de même que votre système endocrinien au grand complet. Personnellement, je suggère de privilégier les «superaliments» comme la gelée royale ou le pollen qui sont extrêmement riches en complexe B. Cette catégorie d'aliments a l'avantage d'être très bien assimilée par l'organisme et est d'une grande sécurité d'utilisation. Sinon, la prise de vitamines du complexe B permettra un dosage fixe et constant de chacune des composantes de ce complexe connues à ce jour, mais sans la synergie d'un aliment vivant.

Si vous choisissez cette forme de supplément, je recommande généralement un dosage de 50 mg trois fois par jour, toujours en mangeant. Les vitamines du complexe B travaillent en équipe; si on les prend de façon individuelle, cela les déséquilibre les unes par rapport aux autres. C'est pourquoi il vaut mieux les prendre dans un complexe qui les renferme toutes. Sachez aussi que la niacine ou B$_3$, lorsqu'elle est prise à jeun, peut provoquer ce que l'on nomme communément «un *flush* à la niacine». Cette réaction, d'une durée de 10 à 20 minutes, fait affluer une grande chaleur de la tête aux pieds et rougit la peau comme le ferait un coup de soleil. Cela paraît effrayant mais ce n'est pas dangereux du tout, mis à part la panique de ne pas savoir ce qui nous arrive. Il s'agit simplement d'une libération massive d'histamine. Le fait de prendre votre capsule ou comprimé après un repas substantiel évitera cette réaction à la niacine chez les personnes qui y sont sensibles. Il existe aussi des formules de complexe B dans lesquelles la B_3 se présente sous forme de niacina-mide et celle-ci ne crée aucune réaction.

Les oligoéléments comme le zinc-nickel-cobalt ou le chrome, en très faible dosage, sont une autre voie qui apporte au pancréas les éléments de soutien nécessaires à la relance de son bon fonctionnement. Ceux-ci sont non seulement très connus, mais aussi très utilisés par les médecins français, allemands et belges, et pour cause. Ces traces minimales de nutriments essentiels travaillent tout en douceur et en subtilité, offrant l'élément catalyseur qui permet au corps de se rééquilibrer lui-même.

Si vos symptômes relèvent davantage du côté digestif, il vous faut penser aux enzymes. Deux possibilités s'offrent à vous: soit augmenter de façon significative votre ration quotidienne d'aliments crus, riches en enzymes (car tout aliment cuit n'en contient plus), soit prendre des enzymes en supplément. Encore une fois, la voie alimentaire me semble la plus intéressante des deux, mais si vous voulez vous convaincre du travail exceptionnel des enzymes, consommez-en une bouteille et vous verrez flatulences, ballonnements, difficultés digestives et lourdeur partir au vent en quelques jours. Vous sortirez de cette expérience convaincue qu'un apport d'aliments crus riches en enzymes améliorera votre condition digestive. Il arrive qu'il soit dif-ficile pour certaines personnes, souvent plus âgées, de con-sommer plus de légumes et de fruits frais et crus dû à une irritation intestinale, à une mauvaise dentition ou au port de prothèses dentaires. Je suggère alors d'investir dans l'achat d'une centrifugeuse et ainsi consommer ses fruits et légumes crus sans les fibres. Je n'ai pas utilisé le terme «investir» à la légère; acheter une centrifugeuse (extracteur de jus) est certainement un des plus beaux investissements que vous pouvez faire pour votre santé.

Il m'est impossible de parler du pancréas sans vous reparler de ce poison violent qu'est le sucre, puisqu'il est directement concerné dans la fatigue, voire l'épuisement de cet organe. Saviez-vous que l'OMS (Organisation mondiale de la santé) a défini le sucre raffiné comme un toxique pour le cerveau aussi fort que la cocaïne et le LSD? *C'est la «drogue dure» de nos enfants!* Si vous avez été élevé «dans» le sucre comme la plupart des enfants québécois, il est fort possible qu'à l'approche de la cinquantaine, votre pancréas marque quelques hésitations. Lorsqu'une grande quantité de sucre raffiné entre dans le corps, une grande quantité d'insuline est sécrétée pour conserver l'équilibre glucidique sanguin. Cela a pour effet, dessert après dessert, boisson gazeuse après boisson gazeuse, d'exiger énormément du pancréas et, conséquemment, de le surmener jusqu'à ce qu'il envoie ses premiers signaux de détresse. Arrêter dès lors toute consommation de produits contenant du sucre blanc est un impératif.

Nous définissons souvent le sucre comme une «petite douceur»; il est, de l'avis populaire, relié à certaines émotions. Le docteur Jean-Jacques Lagardet décrit en ces termes le diabète: «Ce n'est pas une simple modification de la glycémie (le taux de sucre): c'est le témoignage de l'ambiance sucrée de toute la substance fondamentale du tissu conjonctif (mucopolysaccharides), une sorte de baromètre de la douceur maternelle et l'indicateur de l'harmonie relationnelle entre un individu et les autres. Le sucré est le su (pour savoir) et créé (pour une création ou un lien familial)». Cela ne parle-t-il pas aussi du manque de tendresse, de chaleur humaine et de communication souvent observé entre les parents du Québec et leurs enfants (ayant aujourd'hui cinquante ans), dû à l'éducation de l'époque, la plupart du temps hermétiquement fermée sur le plan affectif ou, au mieux, peu démonstrative! Beaucoup d'adultes me parlent du manque de caresses et de tendresse entre leurs parents et eux. Ils me disent: «Je savais que maman m'aimait, mais elle ne m'a jamais prise dans ses bras!» Réflexion intéressante sur ce besoin si fort de manger du sucre, n'est-ce pas?

Les glandes surrénales

Un peu plus haut que le pancréas se trouvent, surplombant chacun des reins, les glandes surrénales. Celles-ci ont une activité majeure face à notre adaptation au stress. Elles sont constituées de deux parties distinctes, soit la médullosurrénale, qui produit les hormones adrénaline et noradrénaline, et la partie corticosurrénale, qui produit deux autres hormones, les minéralocorticoïdes (dont l'aldostérone est la plus importante et est associée au métabolisme du sodium et du potassium) et les glucocorticoïdes (dont la plus importante est le cortisol qui préserve à l'organisme un apport énergétique adéquat). Les corticosurrénales produisent aussi des hormones mâles ainsi que des substances œstrogènes qui ressemblent aux hormones femelles.

À la période entourant la préménopause et la ménopause, ces petites glandes prennent la relève des ovaires qui partent en vacances en cessant lentement ou rapidement leurs activités hormonales. Le temps de la ménopause est un temps de transition où les ovaires prennent leur retraite au profit des surrénales pour la production hormonale qui continue à se faire. Il est donc important pour la femme d'arriver à cette période de sa vie avec des surrénales en forme, capables de répondre à la demande. Si vous avez vécu beaucoup de stress, vivez dans un état de fatigue presque constant, consommez café, alcool ou cigarettes, mangez beaucoup de protéines et pas assez d'aliments riches en complexe B, vos surrénales auront moins d'énergie pour répondre à vos nouveaux besoins hormonaux et vous ressentirez plus de symptômes désagréables. C'est une question d'équilibre, il vous faut donner à vos glandes autant que vous prenez. Si vous ne pouvez faire autrement que de maintenir un niveau accru de stress, au travail entre autres, alors vous devez augmenter les apports nutritifs reliés à la santé de vos surrénales afin qu'elles puissent répondre à votre demande. Le premier pas à faire consiste à bannir les aliments nuisibles comme le café, le sucre et l'excès de protéines.

Les signes de fatigue des surrénales sont, entre autres: fatigue généralisée, irritabilité, déséquilibre circulatoire, chaleurs, frissons, déséquilibre de la tension artérielle, nervosité intérieure, transpiration anormale, etc. Vos outils alimentaires sont: ajout de céréales complètes par le biais du pain, des pâtes, des farines et des céréales elles-mêmes (riz «brun», sarrasin, millet, orge, etc.), levures **alimentaires** comme la Bjast ou l'Engevita qui apportent beaucoup de vitamines du complexe B.

J'attire aussi votre attention sur certains superaliments très intéressants pour soutenir fermement la machine nerveuse. La gelée royale, le pollen et les levures plasmolysées du genre Biostrath en sont des exemples. Ils sont d'excellents soutiens aux surrénales de par leur grande richesse en vitamines du complexe B. Plusieurs plantes ont une action bénéfique sur les glandes surrénales comme l'igname sauvage, la réglisse et le ginseng pour ne nommer que celles-là. Il existe aussi des complexes de plantes visant à soutenir spécifiquement les surrénales. Si ces outils vous sont nécessaires, voyez avec votre naturopathe ce qui correspond le mieux à vos besoins. Le complexe B en supplément est également un outil précieux. Lorsqu'on est surmené, la colline nous apparaît comme une montagne infranchissable. Avec un apport de vitamines B, disons qu'elle reprendra des proportions franchissables et vous vous sentirez mieux. Comme ce sont des vitamines hydrosolubles qui voyagent rapidement dans le système, vos énergies reviendront très vite. De plus, les vitamines du complexe B agissent comme catalyseur dans plusieurs réactions en chaîne impliquant les hormones. Une carence grave en vitamines B conduit jusqu'à des états névrotiques, psychotiques, voire schizophréniques selon les études du docteur Micaël Lesser, psychiatre américain auteur de *La thérapie des vitamines et des minéraux*. Il est fondamental de combler les besoins en complexe B de l'organisme, particulièrement dans ces temps où la vie est si intense et essoufflante.

Face au stress, l'activité physique (à raison de deux ou trois fois par semaine) s'avère une action extrêmement bénéfique pour atténuer les effets nocifs et cumulatifs du stress. Modifier son mode de pensée face au travail ou à la vie en général en est une autre. Je l'ai personnellement mieux compris le jour où j'ai eu l'occasion de travailler avec une femme exceptionnelle — merci, Nicole! — qui réussit à voir les côtés positifs dans toutes les situations que la vie nous amène. Je me suis subitement rendu compte que l'on avait toujours le choix de l'éclairage que l'on décide de mettre sur les événements de notre vie, même les plus difficiles. Le jour où j'ai décidé de prendre avantage de ce choix, d'arrêter de m'inquiéter, de lâcher prise et de me faire confiance, ma vie a changé. Un matin, on change notre chapeau de bord, le lendemain on est différente et, de surcroît, moins malade et moins fatiguée. Essayez ça!

Méditation, gymnastique douce, stretching et yoga sont d'autres instruments précieux pour contrer le stress. À vous de faire vos choix. Je vous recommande d'y porter attention en période de vacances, quand justement le stress tombe et nous permet de découvrir jusqu'à quel point on «tenait le coup» et combien nos énergies étaient basses. Le stress est insidieux, il s'installe subtilement et s'ancre profondément. Je me rappelle avoir écrit pour un journal un article sur le stress dans lequel je m'étonnais de la différence entre la quantité de boulot que je pouvais abattre en pleine période de travail et qu'en vacances, une seule brassée de linge meublait facilement ma journée. Le «trip» de la performance nous amène à surcharger notre horaire, voire à faire plusieurs choses à la fois, ne nous laissant plus de place pour décompresser, *pour ne rien faire*. Qui plus est, la culpabilité s'en mêle lorsqu'on a un moment *sans rien à faire*. Cinquante ans est un bel âge pour apprendre à mieux gérer son stress, sachant mieux après quoi l'on court... Il est plus facile alors de lâcher prise.

La thyroïde

Plus haut encore, on trouve les trois sièges du contrôle hormonal avec l'hypothalamus, l'hypophyse (pituitaire) et la thyroïde. Cette dernière est en étroite collaboration avec les glandes surrénales. De part et d'autre, si l'une a des ratés, l'autre éprouvera à son tour des difficultés. Ce qui nous fait comprendre qu'une femme ayant vécu beaucoup de stress et s'alimentant en deçà de ses besoins en complexe B aura des glandes surrénales surmenées et une plus grande possibilité de voir se dérégler sa glande thyroïde, ce qui est de plus en plus fréquent. Qui dit dérèglement de la thyroïde ou des surrénales implique aussi la pituitaire qui les régit toutes deux, leur fonctionnement conjoint étant du ressort du système nerveux. C'est cette symbiose entre chaque organe du corps, entre chacune des cellules qui est si fondamentale à saisir. Chacune des actions que vous accomplirez vers un mieux-être améliorera l'ensemble de votre condition.

La thyroïde fournit au corps des hormones contenant de l'iode. C'est pourquoi cet oligoélément est si nécessaire à la santé et qu'il a été ajouté au sel de table sous forme synthétique. La thyroïde est responsable de tous les métabolismes du corps, c'est-à-dire de la façon dont l'organisme utilisera les protéines, les glucides (sucres) et les lipides (gras). C'est pourquoi même un léger dérèglement chez celle-ci amènera des variations de poids et d'énergie. Les tests médicaux ne traduisant qu'une thyroïde en déséquilibre pathologique, ils ne sont pas d'un très grand secours sur le plan préventif. Il en va de même avec les surrénales que l'on ne considérera que lorsqu'elles seront très atteintes (maladie d'Addison ou syndrome de Cushing). Il importe

de porter un regard objectif sur son mode de vie en con-
sidérant la quantité de stress que l'on est prête à vivre et
en apportant les correctifs et le soutien qui éviteront un
mouvement de bascule vers des pathologies non pas irré-
cupérables mais bien plus profondes et longues à traiter.
Différents symptômes viendront sonner l'alarme; par
exemple, ceux découlant d'un excès d'œstrogènes car
celui-ci peut induire une hypothyroïdie. Souvenez-vous
du rôle du foie face aux œstrogènes en surplus. Voilà
encore comment les choses s'imbriquent les unes dans les
autres. Lorsque le métabolisme de base est au ralenti, on
note des symptômes de fatigue, de perte d'appétit, d'insomnie, de constipation, etc.

Le complexe B agit sur tous les métabolismes et aide également le foie dans son travail d'épuration des œstrogènes. Si mon alimentation en est très peu pourvue et que
mon stress est grand, d'un déséquilibre à l'autre, la maladie s'installera. D'autre part, lorsque les surrénales sont en
hyperfonctionnement, le corps transforme la progestérone en hormones surrénaliennes, ce qui a pour effet de
décupler le besoin en progestérone et d'induire des troubles
de masse osseuse que nous verrons plus tard. Le corps est
une machine d'une extrême précision et d'une très grande
complexité, heureusement doté d'un grand pouvoir d'adaptation.

Je ne poursuivrai pas plus loin sur toutes les implications
que le dysfonctionnement d'un organe peut avoir comme
conséquence sur les autres, cela serait trop fastidieux ici.
Le plus important est de vous donner des outils simples
vous permettant de vous apercevoir rapidement d'un
début de déséquilibre thyroïdien afin d'agir de façon pré-

ventive, car cela aura de graves conséquences sur le reste de votre vie. Habituellement, lorsque la période de ménopause s'installe, un examen de la glande thyroïde est demandé par votre médecin. Le fait que l'examen soit normal est bien sûr rassurant, mais il ne signifie pas pour autant que votre thyroïde n'éprouve aucune difficulté. Elle ne devient pas pathologique du jour au lendemain; elle se déséquilibre lentement. Voici la liste des symptômes que votre médecin recherchera pour un dysfonctionnement thyroïdien. N'oubliez pas que c'est le regroupement de plusieurs de ces symptômes qui devient significatif.

Pour l'hypothyroïdie:

- élévation de la TSH (*thyroid stimulating hormone*), baisse des T_3, T_4 et T_7;
- baisse de la température basale;
- lent réflexe d'Achille (genou);
- élévation du taux de cholestérol;
- pulsation cardiaque basse;
- diminution du taux de progestérone.

Pour l'hyperthyroïdie:

- baisse de la TSH, élévation des T_3 ou T_4;
- élévation de la température basale;
- vive réaction au réflexe d'Achille;
- pulsation cardiaque rapide;
- diminution de l'appétit et perte de masse;
- ostéoporose.

Comme vous pouvez le constater, dans un cas comme dans l'autre, la température basale est un signe de déséquilibre de la glande thyroïde. Il vous est possible de le vérifier vous-même à la maison. Placez votre thermomètre abaissé sur votre table de chevet. Le matin, au réveil, avant même de vous lever, mettez ce dernier sous votre aisselle pendant dix minutes et notez votre lecture. Selon les données médicales scientifiques, vous devrez avoir une température oscillant entre 36,5 °C et 36,7 °C. Faites ce test sur une période d'au moins une semaine, voire un mois. Si votre température est en dessous de 36,5 °C de façon régulière, cela vous donne un indice fiable que la thyroïde est peut-être en hypofonctionnement mais non pathologique. De l'autre côté, si elle se retrouve au-dessus de 36,7 °C, cela peut être un signe d'hyperthyroïdie non pathologique. Dans un cas comme dans l'autre, consultez votre médecin pour de plus amples examens. Notez que la période des menstruations, si vous en avez encore, modifie la température basale. C'est pourquoi le test sera plus fiable s'il est fait sur une plus longue période de temps.

Voici maintenant quelques conseils alimentaires pour bien nourrir cette petite glande souvent malmenée. Apprenez à consommer des algues, particulièrement le varech qui est une bonne source d'iode végétale. Vous le trouverez également sous forme de comprimés dont il faut commencer la consommation lentement. L'iode est contenue dans d'autres algues comme la nori (utilisée pour les sushis), l'hijiki, le wakamé, l'aramé et la dulse. Il y en a aussi dans la plupart des noix crues, des fruits et légumes frais et, bien sûr, dans les fruits de mer, les œufs et les viandes telles que le bœuf, son foie (mieux vaut l'acheter biologique) et l'agneau. Vous trouverez aussi dans les magasins d'aliments naturels du sel de mer mélangé à des algues en poudre et certaines algues en flocons comme la dulse, prêtes à être saupoudrées sur vos salades ou potages.

Un simple apport alimentaire d'algues peut faire une grande différence. Lorsque je donne l'atelier de cuisine sur les algues, plusieurs femmes ressentent les effets énergétiques que leur a donné la simple consommation d'un goûter composé d'algues. Par contre, certains aliments ont tendance à bloquer les récepteurs d'iode de la thyroïde tels que le millet, le soya et ses sous-produits, l'arachide et les aliments de la famille des crucifères. Cela ne veut pas dire de les éliminer de son alimentation. Une femme atteinte d'hypothyroïdie doit simplement être plus prudente et ne pas consommer de ces produits plusieurs fois par jour en grande quantité. Pour les autres, l'équilibre et la variété alimentaire demeurent le chemin à suivre.

Si vous faites partie des femmes qui vivent énormément de stress ou qui en ont vécu, ayez une petite pensée préventive pour votre thyroïde et fournissez-lui «l'extra-source alimentaire d'iode» dont elle a besoin pour vous maintenir en bonne santé. C'est simple et très efficace, vous verrez. Ces conseils sont également valables pour toutes celles qui prennent déjà du Synthroid. Faites vos changements alimentaires, ajoutez vingt minutes d'exercices physiques par jour à vos habitudes de vie et faites vérifier à nouveau vos besoins en Synthroid par votre médecin. Vous pourriez constater qu'ils sont à la baisse.

Les changements alimentaires et l'activité physique sont certes les deux manières les plus sécuritaires d'améliorer votre condition. D'autres outils sont intéressants à considérer tels que l'homéopathie et l'oligothérapie, mais vous devez, dans ce cas, consulter un bon homéopathe. Dans tous les cas, si vous êtes sous médication, vous ne devez pas l'arrêter sans l'avis de votre médecin traitant, car cela pourrait s'avérer dangereux et fort nuisible pour votre thyroïde.

À ne pas oublier... si vous en avez les moyens, un petit voyage dans le Sud pendant l'hiver ou la visite de notre fleuve dans sa partie salée ou de la Côte Est américaine en été, est une façon plus qu'agréable de s'exposer à une excellente source d'iode. Rien de plus relaxant et vivifiant!

Si l'on s'attarde maintenant à l'aspect émotif de la thyroïde, nous trouvons un ressenti de temps, plus précisément celui de se sentir dépassé par des événements d'égale importance que l'on doit résoudre de façon urgente. L'hypothyroïdie pourrait plus subtilement impliquer un renoncement face à sa capacité de faire vite: «J'ai beau faire vite, cela ne sert plus à rien.» Dans tous les cas, la notion de temps est liée à un sentiment d'urgence ou de panique. Si l'on se fie aux lois biologiques du docteur Hamer, ce type de ressenti se retrouve dans 100 % des cas de dysfonction thyroïdienne avec différentes subtilités d'un individu à l'autre. Ce qui importe est de trouver la source, la cause du ressenti et de régler le conflit sous-jacent. Facile à dire, pas toujours à faire, j'en conviens, mais l'exercice en vaut réellement la peine. Selon le docteur Hamer, toutes les maladies, sans exception, ont leur source dans un fort ressenti. On ne peut plus «soigner» en «niant» cet aspect de nous-mêmes ou sans même le considérer.

L'hypothalamus et l'hypophyse

Terminons cet exposé sur le système glandulaire en parlant de nos deux maestros, l'hypothalamus et l'hypophyse. Glandes maîtresses, grands chefs d'orchestre de cette symphonie hormonale, elles se trouvent très bien protégées à l'intérieur de la boîte crânienne. Alors que l'hypothalamus contrôle plusieurs activités vitales reliées au système nerveux autonome, l'hypophyse, de son côté, régit les glandes endocrines.

L'hypothalamus règle la température du corps, l'appétit, l'activité gastro-intestinale, l'équilibre hydrique, l'activité sexuelle, certaines émotions comme la peur et la colère, et est responsable de la libération des hormones hypophysaires. L'adénohypophyse, quant à elle, libère plusieurs hormones agissant par le biais des glandes surrénales, des ovaires ou des testicules et de la thyroïde. Une étroite relation hypothalamo-hypophysaire est le dernier maillon liant la machine hormonale et permettant à l'orchestre tout entier de jouer en parfaite harmonie. Si l'un des musiciens de ce merveilleux orchestre joue subitement faux, tout l'ensemble s'en ressentira. Régler le problème de ce seul musicien est beaucoup plus facile et logique que de changer de chef d'orchestre, n'est-ce pas? C'est ce que je vous propose. Apprenez à vous connaître, vérifiez quel est le musicien (la glande) qui éprouve de la difficulté, apportez-lui le soutien dont il a besoin et vous aurez un chef d'orchestre heureux (hypophyse) qui produira une belle symphonie hormonale. Chacune de vos actions correctives aura une résonance jusqu'à lui. C'est indirectement par l'amélioration de l'hygiène de vie que se préserve l'équilibre hypothalamo-hypophysaire.

Chapitre 9

Les symptômes désagréables de la ménopause

Si, après avoir modifié votre alimentation et ajouté quelques heures d'activité physique dans votre semaine, il vous reste encore quelques symptômes vous indisposant, sachez qu'il existe des produits naturels qui peuvent vous rendre de grands services. Souvent, les plantes, ou les vitamines, ou l'homéopathie, ou parfois un ensemble de ces composés vous apportera le soutien désiré. La pharmacie naturelle, trop longtemps délaissée, reprend lentement ses lettres de noblesse. Elle offre des composés extrêmement efficaces et rapides d'action. Je me souviens d'un temps pas si lointain où l'on décriait les naturopathes offrant phytothérapie et vitaminothérapie à leur client.

Aujourd'hui, ceux-là même qui nous traitaient de charlatans prescrivent et vendent ces mêmes composés naturels.

Il en existe plusieurs sur le marché et, de façon générale, il demeure très important de ne consommer que ceux ayant des standards de qualité élevés. En phytothérapie, je vous suggère de prime abord des plantes «standardisées» qui vous offrent une action soutenue garantie par le même pourcentage d'agents actifs à l'intérieur de chaque capsule ou comprimé. Les plantes agissant sur les symptômes de la ménopause sont, parmi les principales, le trèfle rouge, le dong quai, l'igname sauvage, la réglisse, le vitex et l'actée à grappe noire. Certains composés élaborés à partir de ces plantes ont une action importante sur l'amélioration des bouffées de chaleur, d'autres soutiennent le système nerveux des femmes qui souffrent d'insomnie. La plupart du temps, je recommande un complexe de plantes de bonne qualité plutôt qu'une plante isolée parce que le complexe a l'avantage d'offrir un soutien plus large grâce à l'ensemble des différentes plantes qui travaillent en synergie. Sans compter que certaines femmes réagissent mieux à certaines plantes qu'à d'autres. Un complexe a donc plus de chances d'être efficace qu'une seule plante pour enrayer complètement un ou des symptômes. Les femmes me demandent souvent à quel type de résultats elles doivent s'attendre en prenant des produits naturels. Si je me fie à mon expérience personnelle, je peux affirmer que pour la grande majorité, les résultats sont très encourageants lorsque le produit a été bien choisi et qu'il est de qualité. En général, les chaleurs sont les premières à disparaître. La sécheresse vaginale est l'aspect le plus difficile à contrer complètement, mais il est facile d'apporter un soulagement certain par l'application locale de gel à base de plantes pourvues de phytohormones. Du côté des vitamines, vous l'aurez compris, le complexe B, la vitamine E naturelle (à raison de 400 UI par jour, chez un individu ne souffrant pas d'hypertension artérielle) et les acides gras essentiels ou vitamine K font partie intégrante du soutien naturel de la femme ménopausée. Les AGE (acides gras essentiels) sont souvent bénéfiques pour les troubles de l'humeur, alors que la vitamine E vous protège sur le plan cardiovasculaire et contribue à diminuer les chaleurs.

C'est à vous qu'il revient d'évaluer vos points faibles et de les combler par un réajustement de votre hygiène de vie et par la prise de certains produits naturels qui vous serviront de soutien, le temps nécessaire pour franchir cette étape de votre vie. Ne faites pas votre choix de suppléments à la légère. Demandez à être bien conseillée. Je vois trop souvent des femmes entrer dans mon bureau avec un sac plein de suppléments de toutes sortes qu'elles ont achetés ici et là au fil de leurs lectures. Jean Valnet, spécialiste en phytothérapie, disait: «La phytothérapie est une médecine traditionnelle et non une médecine douce!» Bien que la très grande majorité des produits naturels vendus sur le marché actuellement offrent une grande marge de sécurité, ils ne sont pas nécessairement tous compatibles les uns avec les autres ou avec certains médicaments. Ainsi, le fer est mieux absorbé avec de la vitamine C. Par contre, la vitamine E ne doit pas être prise en même temps que le fer. Ce ne sera pas «dangereux» mais moins efficace, puisqu'ils ont les mêmes sites d'absorption. Toutes les vitamines de synthèse devraient être consommées avec le repas alors que les phytothérapeutiques sont pour la plupart plus efficaces pris à jeun. Il y a ainsi une panoplie d'indications spécifiques à chaque produit. C'est pourquoi je vous recommande fortement de consulter votre naturopathe avant de prendre un supplément.

Les chaleurs

Voyons maintenant si les symptômes de chaleurs peuvent avoir un «sens biologique.»

Les chaleurs sont un symptôme, pas une maladie, et la ménopause l'est encore moins! Mais quelle signification peuvent-elles avoir si on élargit le contexte de la maladie à une période de changements impliquant certains symptômes? Pourquoi, à cette période de la vie d'une femme, les chaleurs se présentent-elle chez certaines et pas du tout chez d'autres? Y a-t-il d'autres réponses que le déséquilibre hormonal? Voici, je crois, quelques pistes intéressantes qui susciteront peut-être un autre type de questionnement.

La ménopause marque pour le cerveau l'arrêt de la fécondité chez la femme. La reproduction est le sens bio-logique de la femme, c'est-à-dire que, pour le cerveau, il faut absolument assurer la pérennité de l'espèce. C'est une question de survie. Donc, dans une vision archaïque, cette étape d'arrêt des processus de reproduction est très importante. Le premier réflexe qu'amène une chaleur chez une femme est de se découvrir. En se découvrant, elle se remet inconsciemment, et je le répète, de façon archaïque, dans une situation pour attirer le mâle près d'elle pour répondre une dernière fois à l'appel de la reproduction. Il n'est pas facile de prime abord, pour les femmes évoluées que nous sommes, de nous replacer dans un contexte aussi primal que celui-là, j'en conviens. Le «sens» de la chaleur serait donc d'assurer une dernière fois la reproduction de l'espèce.

Si l'on tire le fil du temps jusqu'à nos jours et que l'on actualise le phénomène, les chaleurs correspondraient aussi à un ressenti de «frustration sexuelle». Étrangement, pour beaucoup de femmes, les chaleurs se produisent particulièrement la nuit... Une femme me disait qu'après trois années d'abstinence due à une séparation d'avec son conjoint et à l'intérieur desquelles la ménopause était apparue avec beaucoup de chaleurs, au moment où un nouvel homme était entré dans sa vie, la comblant amoureusement et sexuellement, tous ses symptômes de chaleurs avaient disparu. Il est scientifiquement reconnu que les femmes qui continuent à avoir des rapports sexuels fréquents et satisfaisants avant, pendant et après la ménopause manifesteront moins de symptômes de chaleurs et de sécheresse vaginale. Il n'en demeure pas moins intéressant de réfléchir sur cet aspect de la vie des femmes de cinquante ans et de se rendre compte des nombreux ressentis liés à cette période de transition et tissés serré dans un bassin qui à la fois porte la vie et mène à la jouissance, identité de mère et de femme. Je crois profondément que le sujet de la sexualité pour les femmes autant que pour les hommes de cinquante ans, reste encore inexploré. Par pudeur ou par orgueil, on ne l'aborde que superficiellement. Et pourtant, avec celles qui ont bien voulu s'approcher de leur vrai ressenti face aux peurs profondes qu'éveillait la ménopause dans leur corps de femme autant que dans leur sexualité, il s'est produit graduellement une libération bienfaisante leur permettant souvent de réhabiliter un corps qu'elles croyaient devoir mettre au rancart dans un avenir plus ou moins rapproché.

Les symptômes de chaleurs peuvent donc être résolus ou du moins améliorés en apportant des corrections à l'hygiène de vie, en utilisant des complexes de plantes, en consommant des acides gras essentiels, en ajoutant du complexe B ou de la vitamine E ou encore en réfléchissant sur la satisfaction que nous apportent nos relations sexuelles.

Bien que le symptôme des chaleurs soit le plus évident, bien d'autres s'inscrivent aussi à cet âge. Ainsi, certaines femmes verront en préménopause leur cycle menstruel passer de trente à vingt-cinq jours. D'autres auront des crampes utérines plus fortes et plus intenses qu'à l'habitude. D'autres encore vivront une labilité affective importante et certaines vivront d'intenses périodes d'insomnie avec ou sans chaleurs. Chaque femme vivra sa ménopause différemment, amenant son lot personnalisé de symptômes de toutes sortes. Si les changements apportés à l'hygiène de vie ne sont pas suffisants pour contrer tous les symptômes, l'apport de plantes, de vitamines, de minéraux ou de superaliments devra être envisagé. Parfois, comme par magie, tout disparaîtra. D'autres fois, d'autres types de solutions devront être envisagés. C'est pourquoi je considère qu'il ne faut pas rejeter l'ajout d'un médicament lorsque cela peut aider. L'être humain est complexe et parfois on n'arrive tout simplement pas aux résultats escomptés avec nos outils naturopathiques. Il est donc inconcevable, à mon sens, de garder une femme en souffrance par principe, parce que les médicaments chimiques sont ceci ou cela. L'autre jour, une femme médecin m'appelait pour m'expliquer qu'elle avait une patiente avec laquelle, quelle que soit l'hormone de synthèse utilisée, les effets secondaires étaient terribles. Elle me demanda si je n'avais pas dans mes plantes quelque chose qui saurait soulager cette patiente sans lui incomber d'effets iatrogènes. Elle m'envoya donc cette patiente à laquelle la phytothérapie apporta un grand soulagement. De prime abord, j'étais contente, voire étonnée, de la démarche de ce médecin. Je me disais qu'elle pensait plus au confort de sa patiente qu'à tous les préjugés véhiculés sur mon travail de naturopathe. Mais, dans un deuxième temps, je me suis aussi dit qu'il aurait peut-être été plus logique que cette patiente tente de résoudre ses symptômes ménopausiques en se prenant en main et, le cas échéant, avec de la phytothérapie, elle aurait ainsi évité tous les remous qu'elle avait traversés. Mon travail est préventif, je vous l'ai mentionné précédemment. Il est donc logique qu'il vienne au début de la démarche d'une femme en route vers la ménopause et que, le cas échéant, si toutes les actions n'ont pas suffi, elle aura alors, sans préjugés ni culpabilité, recours à une médication chimique. Sans vouloir afficher une statistique quelconque, je constate simplement que les femmes qui devront avoir recours aux médicaments sont peu nombreuses, j'oserais avancer à peine 10 % de celles qui consultent en naturopathie.

Je constate souvent aussi, dans ma pratique, qu'à cette période, les femmes consultent pour de l'endométriose, des kystes ovariens ou utérins ou pour un cancer du sein. Je crois que, pour l'ensemble des symptômes liés à la ménopause, les changements dans les habitudes de vie auront un impact important pour ramener la femme dans une zone de confort. Par contre, lorsqu'il s'agit de troubles mécaniques, il en va autrement. Je m'explique. Lorsque, par exemple, des saignements abondants apparaissent avec des douleurs abdominales et qu'après analyse médicale, il s'avère que l'endométriose soit si forte qu'elle empêche le bon fonctionnement utérin, les médecines douces, bien qu'elles soulagent, auront beaucoup de difficulté à enrayer le problème parce que le processus est trop avancé.

Ce qui ne veut pas dire qu'il ne faille rien faire pour s'aider, bien au contraire. Lorsqu'une patiente arrive dans mon bureau avec un cancer du sein ne permettant aucune autre solution que la chirurgie, mon travail consiste alors à soutenir l'organisme afin qu'il traverse cette tempête avec le moins de séquelles possible. La plupart du temps, le médecin traitant verra sa patiente se rétablir plus vite et mieux qu'il ne l'escomptait. Ce qui signifie que la patiente doit prendre le taureau par les cornes et apporter les correctifs nécessaires au soutien de son corps. Pour mieux comprendre le pourquoi d'un cancer du sein, de l'endométriose ou d'un kyste ovarien, par exemple, il faut savoir ce qui a pu le provoquer. La maladie est la solution parfaite du cerveau face à un ressenti non résolu; il est donc primordial de saisir le sens de ce qui nous arrive.

L'ostéoporose

L'ostéoporose n'est pas un symptôme de la ménopause, il va sans dire, mais comme c'est une des bonnes raisons pour laquelle on vous proposera des hormones, je crois important de vous livrer l'autre côté de la médaille.

La qualité de la masse osseuse dépend de nombreux facteurs. Regardons-les de plus près.

Si vous vous reportez au tableau «Le rôle des hormones dans l'ostéoporose», vous constaterez que tant l'œstrogène que la progestérone ont un rôle à jouer dans la qualité de la masse osseuse. L'œstrogène augmente la production de cellules spécialisées appelées ostéoclastes qui ont pour tâche de nettoyer les os de leurs vieilles cellules. Elles créent ainsi un espace, un vide qui sera à son tour comblé sous l'action de la progestérone qui, elle, augmente la production de cellules appelées ostéoblastes dont le rôle est de remplir l'espace osseux et de renouveler l'os. Il est évident qu'un déséquilibre créé par un excès d'œstrogène ou de progestérone aura des répercussions sur l'ossature.

Un déséquilibre thyroïdien par le biais de la parathyroïde, principal agent de régulation du métabolisme du calcium et du phosphore, aura aussi un impact négatif sur les os.

Le rôle des hormones dans l'ostéoporose

Il y a deux sortes de cellules osseuses.
• Les ostéoclastes: nettoient les os des vieilles cellules pour faire de la place aux nouvelles → créent un espace, un vide.
L'œstrogène augmente les ostéoblastes.
• Les ostéoblastes: remplissent l'espace osseux, renouvellent les os.
La progestérone stimule les ostéoblastes.

De la santé du foie à celle de toutes glandes endocrines que nous avons vues dépend la santé du squelette. Mais il y a plus encore. Parlons calcium!

Daniel Crisafi, Ph.D. et naturopathe de renom, nous disait, alors qu'il était mon professeur, une phrase empreinte de beaucoup de bon sens: «Nous ne sommes pas ce que nous mangeons, nous sommes ce que nous assimilons!» Outre les glandes endocrines, la qualité de la muqueuse intestinale devient la première assurance d'une bonne assimilation du calcium alimentaire. Devinez quels sont les produits alimentaires nuisibles à cette muqueuse? Eh oui! le café, le sucre raffiné, la prise d'antibiotiques qui modifient la flore, les diurétiques et l'alcool pour ne nommer que ceux-là. Sans un intestin en bon état, l'absorption du calcium ou de tout nutriment se fera difficilement. Avant de prendre un supplément, bannissez de vos menus ces voleurs de calcium et assurez-vous d'avoir fait un bon ménage de vos intestins puis de les avoir tonifiés.

Vus de l'extérieur, certains aliments offriront un calcium plus assimilable que d'autres. C'est le cas des légumes et des fruits, des algues, des céréales complètes, des noix, des graines et des légumineuses, entre autres. Comment se fait-il que je n'aie point nommé le lait? Il est vrai que le lait contient beaucoup de calcium, mais est-il facilement assimilable? Au-delà des batailles que se livrent les différentes études scientifiques sur le sujet, il demeure que dans les faits, pour de plus en plus de personnes, le lait et ses sous-produits ne conviennent pas du tout. Comment savoir si c'est votre cas? Si d'ores et déjà vous avez des troubles de constipation, de diarrhée, de flatulences, de ballonnements, si votre ventre se gonfle comme un ballon après un repas, alors il se peut bien que vous soyez intolérant au lait de vache. La plus belle preuve scientifique demeure la vôtre. Arrêtez de consommer ces produits pendant une période de vingt et un jours et sentez la différence; elle parlera d'elle-même. Le confort digestif retrouvé sera votre plus belle confirmation que ce type de produit ne vous convient pas vraiment. Mais pourquoi en est-il ainsi? En premier lieu, parce que le lait de vache convient au veau et non à l'humain. Le veau a besoin d'une qualité de protéines pouvant l'amener à se mettre sur ses pattes en quelques heures et à pleine maturité après un an. Ce qui n'est absolument pas le cas du bébé humain. En deuxième lieu, parce que le lait a bien changé et maman vache aussi, les élevages n'étant plus ce qu'ils étaient! À une certaine époque, c'est le lait encore chaud sorti du pis de la vache qui était servi sur la table. N'étant pas pasteurisé, il apportait avec sa masse de protéines et de calcium tous ses enzymes. Le système digestif n'avait pas à fournir d'effort enzymatique, puisque le lait cru contenait ses propres enzymes, comme la lactase qui assure la digestion du lactose. La pasteurisation (et je dirais aujourd'hui la surpasteurisation) exige du système digestif un effort important de libération d'enzymes spécifiques que nous perdons en vieillissant. Pour beaucoup de personnes, cela causera des troubles digestifs de toutes sortes allant jusqu'aux allergies, l'asthme et l'affaiblissement du système immunitaire. On se doit toutefois de faire une distinction entre le lait et ses sous-produits comme le yogourt ou le fromage qui sont prédigérés pour nous par les cultures bactériennes qui y sont incorporées, d'où une meilleure assimilation. Mais si vous faites le test, arrêtez tout de même tous les produits laitiers pendant vingt et un jours et réintégrez-les lentement afin de constater ce qui vous convient ou pas de façon précise. Allez-vous manquer de calcium si vous arrêtez de boire du lait de vache? Comment pouvons-nous vivre dans tant d'abondance et avoir si peur de manquer de tout? Pas étonnant que tant de gens aient des foies lents!

Une étude ethnographique datant de 1996 (*Relationship between intake of animal protein and of calcium and hip-fracture rate*, Avery Publishing Group) met en évidence que les pays consommant le plus de protéines animales et le plus de calcium par jour sont ceux qui ont le plus haut taux d'incidence de cassure de la hanche, alors que les pays qui en consomment beaucoup moins, comme l'Asie ou l'Afrique, voient ce même taux diminuer radicalement. On ne peut penser refaire ou même entretenir une bonne densité osseuse en ne parlant et en ne consommant que du calcium. Il y a plus. Un os est fait de protéines et d'une quantité de minéraux qui le structurent conjointement. Isoler un de ces composés et amener les femmes à le surconsommer ne peut que déséquilibrer le travail de l'ensemble des composés nécessaires à une bonne structure osseuse. La peur de manquer de calcium est tellement ancrée aujourd'hui dans l'esprit des femmes que l'on trouve normale l'apparition, dans les grandes surfaces, de lait enrichi de calcium, de jus enrichi de calcium, de calcium enrichi de calcium... et quoi encore! Vers quelle autre obsession paranoïaque l'industrie alimentaire se plaira-t-elle à nous entraîner?

Revenons à des principes élémentaires simples et efficaces comme celui de consommer des aliments de base non transformés parce qu'ils contiennent ce dont on a besoin. Mangez plein de beaux légumes biologiques et de fruits frais qui, parce qu'ils ne sont pas transformés, contiennent ce dont vous avez besoin de même que des laitages faits de lait biologique qui, eux aussi, parce qu'ils sont non transformés et non sucrés, contiennent ce dont vous avez besoin. Diminuez le stress en augmentant l'activité physique, parlez-vous, aimez-vous et réglez vos conflits, particulièrement ceux qui, dans un ressenti de dévalorisation de soi, atteignent précisément la masse osseuse. Ainsi, vous remettrez l'équilibre dans votre hygiène de vie, permettrez à votre corps de faire son travail sans entraves. Conséquemment, votre ossature n'en sera que plus dense et solide. Vos peurs d'aujourd'hui seront vos maladies de demain, puisque, le jour où vous avez la maladie, vous n'avez plus besoin d'avoir peur.

Si vous désirez tout de même prendre un supplément de calcium, sachez qu'il doit être composé d'une même quantité de calcium et de magnésium. Le calcium le plus facilement assimilable actuellement est sous forme de citrate. Il vous est aussi possible de prendre un supplément de silice à partir d'une plante appelée prêle. Encore une fois, en se fiant à l'intelligence du corps, on ne risque pas de le surcharger et de voir des dépôts de calcium s'accumuler dans les tissus mous tels que les seins. Si vous découvrez une masse au sein, dites-vous que cela peut être autre chose qu'un cancer.

Une autre façon d'augmenter son calcium alimentaire est de laisser macérer une coquille d'œuf, préalablement bien lavée et séchée depuis une douzaine d'heures, dans le jus d'un citron frais pour la nuit. Au réveil, décantez et buvez le liquide. L'acide du citron aura absorbé le calcium de la coquille et vous fournira un citrate de calcium de première qualité (il faut de bons œufs biologiques) parfaitement assimilable. Finalement, consommez des aliments biologiques pour vous assurer d'un apport adéquat en magnésium. Sans lui, l'assimilation du calcium ne peut se faire correctement et l'arrosage de produits chimiques sur les terres agricoles a énormément appauvri les sols de leurs réserves minérales. Voyez comme tout s'enchaîne dans une logique parfaite. De la qualité de la terre à notre assiette puis à nos carences, tout se tient.

Je termine cette rubrique en vous ramenant à l'importance de la structure osseuse. Sans le squelette, le corps n'a aucun support. C'est pourquoi, parmi les nombreux ressentis qui peuvent nous habiter, c'est celui de la dévalorisation qui l'atteindra profondément. La valeur que l'on se donne est la structure de base, le support de notre personnalité, tout comme les os pour le corps. Les maladies osseuses, dont l'ostéoporose, seront la réponse parfaite du cerveau sur un ressenti de dévalorisation. Il effritera la structure osseuse au même titre que la dévalorisation effritera la structure de la personnalité. Étant donné que nous vivons dans une société qui évalue les individus en les comparant les uns par rapport aux autres, il est facile de vivre de la dévalorisation puisque l'on trouve toujours mieux que soi tant et aussi longtemps que l'on est sur un mode comparatif.

Dévalorisation professionnelle, esthétique, corporelle, émotionnelle ou sociale ne sont que quelques exemples. C'est ce qui nous arrive lorsque l'on feuillette un magazine de mode et de beauté et que l'on se compare, inconsciemment, à l'une de ces images parfaitement travaillées qui nous sont proposées comme modèles. Ou quand notre valeur personnelle s'est construite sur notre rôle de mère et que les enfants quittent le nid ou évoluent mal. Ou encore quand, après trente années de travail, on se fait offrir une retraite prématurée non désirée. La dévalorisation peut aussi se vivre lorsque notre conjoint nous quitte après vingt ou trente ans de vie commune ou lorsque nous le quittons... Toutes ces situations ont tendance à nous amener sur le terrain de la dévalorisation tant et aussi longtemps que l'on ne s'est pas acceptée dans la totalité de notre être. C'est dans l'acceptation et la complémentarité des êtres sur terre que nous nous devons de fonder et de construire notre potentiel humain. L'avons-nous compris en Occident?

Vous aurez compris que l'on ne peut parler uniquement de calcium lorsque l'on aborde l'ostéoporose et que la simple prise de calcium ou d'œstrogènes ne peut contrecarrer à elle seule cet état. Passez donc le message à vos filles. C'est avant l'âge de trente-cinq ans que l'on construit sa masse osseuse. Donnez-leur l'exemple en vous mettant en bonne condition physique, en mangeant mieux, en arrêtant de fumer si tel est votre cas et en leur montrant comme elle est belle, cette femme de cinquante ans.

Les troubles cardiovasculaires

Dean Ornish, un médecin américain, a fait une expérience selon les règles scientifiques et a démontré hors de tout doute que non seulement on pouvait empêcher une artère de se bloquer, mais surtout qu'il était possible de débloquer des artères malades. Le plus surprenant fut qu'il n'a utilisé aucun médicament ni chirurgie lors de cette expérience. Son secret? Vais-je vous surprendre? Une alimentation strictement végétarienne, une activité physique quotidienne, une séance de méditation tous les jours et le soutien d'un groupe. Encore une fois, les mêmes clés d'hygiène de vie sont retenues.

Longtemps, on a cru que le cholestérol était la seule cause des troubles cardiovasculaires. Mais après avoir modifié la diète des Nord-Américains, en diminuant les gras saturés, sans en retirer pour autant tous les effets bénéfiques escomptés, on s'est rendu compte que la qualité même de l'artère était en cause. Aujourd'hui, on nous parle d'oxydation de la paroi vasculaire qui empêcherait le cholestérol de bien glisser. On découvre un nouvel antioxydant tous les trois ans environ. Les principaux antioxydants connus à ce jour sont la bêta-carotène, les vitamines C et E, le sélénium et les anthocyanines trouvés dans les pépins de raisin. La bêta-carotène et le sélénium se retrouvent facilement dans l'alimentation saine, mais les vitamines C et E sont plus difficiles à consommer dans des quantités qui couvrent nos besoins actuels. D'autre part, la vitamine E a démontré sa puissance d'action pour garder intacte la paroi des artères coronariennes. Cela lui a valu le surnom de «vitamine du cœur». Un dosage quotidien de 400 UI est une excellente prévention face aux troubles cardiovasculaires. Si vous souffrez d'hypertension artérielle, il vaut mieux commencer avec 100 UI ou 200 UI par jour, car elle a un effet légèrement hypertenseur. Il est important de choisir une vitamine E naturelle et non de synthèse, car elle sera mieux utilisée par l'organisme. Consommez-la toujours avec votre repas. Les extraits de pépins de raisin sont aussi de puissants antioxydants, à mon avis plus favorables pour la santé que la consommation de deux verres de vin rouge par jour à cause de l'alcool évidemment et de tous les produits chimiques de conservation que l'on y trouve maintenant. Les acides gras essentiels, poly- et monoinsaturés, sont tout aussi nécessaires à la santé du cœur. Diminuer les gras saturés est une mesure intéressante mais sans augmenter les polyinsaturés (huile de lin) et les monoinsaturés (huile d'olive), on n'obtient qu'un résultat mitigé.

On sait aussi que la consommation de son d'avoine, par le biais d'une alimentation entière riche en fibres, a une action importante sur l'équilibre de la production du cholestérol sanguin. Bref, on a les maladies de nos désordres alimentaires. Hubert Reeves dit dans un de ses livres, *L'heure de s'enivrer: l'univers a-t-il un sens?**, que «de tous les êtres vivants sur la planète, l'homme est le seul à travailler à sa propre destruction». Notre mode de vie actuel est *la* cause principale de la grande majorité des maladies contemporaines, exactement comme le manque d'hygiène en était la cause il y a quelques siècles. N'attendez pas d'être cardiaque avant de vous prendre en main. Prenez conscience et agissez maintenant. Il ne faut plus parler d'activité physique, il faut en faire. Si vous arrêtiez votre lecture quelques instants et alliez faire une grande marche, ce serait un bon début, qu'en pensez-vous?

***

Vous voici de retour: ça fait du bien, n'est-ce pas? Maintenant, trouvez-vous une bonne recette végétarienne pour ce soir, agrémentée d'un tas de bons légumes crus ou cuits

---

* Paris, Seuil, 1994, 278 p.

vapeur que vous arroserez d'une bonne huile de première pression à froid et voilà, c'est parti! Sur ce, je vous quitte, ma séance d'activité physique m'attend!

Chapitre 10

Un pont à construire

Il me semble à mon tour important de vous expliquer pourquoi j'ai accepté d'écrire ce livre avec le docteur Lépine. La raison fondamentale est le souci de donner à une femme qui me consulte toutes les avenues possibles pouvant l'aider à améliorer sa condition. Dans la majorité des cas, les femmes qui viennent me voir sont aussi suivies par un médecin généraliste ou un gynécologue. Après quelques années de pratique, il m'est apparu évident que ni les médecines douces ni la médecine officielle n'avaient réponse à tout. J'ai entendu les plaintes formulées par les femmes contre leur médecin, j'ai aussi entendu d'autres plaintes dirigées cette fois contre des naturopathes. Toutefois, ce qui est revenu le plus souvent est la demande de

toutes ces femmes d'avoir un travail commun des médecins et des naturopathes.

Donner des conférences sur la ménopause avec Paul, puis
écrire ce livre sont pour moi les premiers matériaux de
construction du pont que nous avons à jeter entre les deux
disciplines, et cela me semble fondamental pour l'avenir
de la santé publique. Pourquoi? Parce que nous sommes
complémentaires. La naturopathie se veut préventive et
bien qu'en réalité nous soyons la plupart du temps plon-
gés dans des aspects plus curatifs, il n'en reste pas moins
que cette discipline implique un travail de prévention en
éducation. Mon rêve est de ne recevoir que des clients en
santé qui cherchent toutes les avenues pour le rester. C'est
exactement la démarche des femmes en préménopause qui
viennent au bureau.

Parce que la santé est précieuse, parce qu'il est maintenant
évident que l'on ne résout pas tout avec les médicaments,
jeter le pont avec les médecines douces permet tout
d'abord au client de se prendre en main et de développer
une autonomie face à sa santé, puis d'utiliser les médicaments à meilleur escient lorsque cela devient nécessaire.
Par exemple, un client présentant certains symptômes
pourrait très bien être vu par son médecin qui lui présen-
tera un diagnostic, puis par son naturopathe pour se faire
expliquer les différentes mesures qu'il peut apporter à son
hygiène de vie pour améliorer sa condition. Il pourrait
même se faire encourager à suivre quelques traitements en
ostéopathie ou en acupuncture, si cela s'avère approprié
pour son rétablissement. Lorsque la médication est nécessaire, le soutien du corps est encore plus justifié afin d'éviter les effets secondaires ou, pour le moins, les modérer.

Cette complémentarité dans une vision de globalité de la santé et de respect interdisciplinaire représente pour moi l'avenir dans le monde de la santé. Ceci aura aussi comme conséquence d'alléger le système actuel par responsabilisation de l'individu face à sa santé et de permettre enfin à toutes les infirmières et à tous les médecins qui croient fermement à cette complémentarité de s'exprimer en paroles et en actions.

Nous travaillons tous à l'amélioration de la condition humaine. Pourquoi ne pas le faire ensemble?

Conclusion

Nous avons parlé de l'alimentation, de l'importance de l'activité physique, de la façon de soigner chacune des glandes concernées par la ménopause. Nous avons même effleuré les émotions qui pouvaient elles aussi avoir un rôle à jouer dans l'apparition des symptômes liés à cette période de la vie. Voyons maintenant, au-delà des symptômes, ce que peut vivre une femme dans notre société nord-américaine lorsqu'elle atteint la cinquantaine et, fort probablement, bien avant.

Nous avons toutes de multiples rôles à jouer tout au long de notre vie. Chacun de ces rôles porte ses propres costumes dans des couleurs souvent imposées par l'image sociale. Il nous reste heureusement la possibilité de remanier notre costume en ajoutant quelques petits apparats qui serviront à le personnaliser. Toutefois, il ne faut pas trop forcer la note par risque de se voir marginalisée.

De l'adolescence aux premiers balbutiements de la vie de couple s'est épanouie la jeune femme. Dès les premières menstruations, rien ne sera plus jamais pareil pour elle. Il arrive souvent que ce premier costume se révèle un peu trop grand, mais qu'à cela ne tienne. Il faut bien que femme se fasse! Se confondre dans la masse, adopter un «look» qui satisfait les standards de la mode du jour, est une attitude presque rituelle chez l'adolescente. Elle commence, comme chacune de nous l'a fait, à feuilleter magazine par-dessus magazine. Les hormones en ébullition, elle tente de forger son image. Je dis image, car c'est ce qu'on lui propose. On lui parlera rarement de ses sentiments et de tout le remue-ménage que provoque dans son cœur ce passage de la jeune fille à la femme. Ni de toute l'inquiétude qu'elle vit à voir son corps se transformer à ce point. Ni de la panique des premières menstruations qui amènent avec elles leur flot de mouvements hormonaux. Nous vivons dans une société où l'apparence fait loi, peu importe qu'il y ait souffrance ou non, pourvu que rien n'y paraisse. Voilà ce qui compte. Le maquillage ne sert-il pas à cacher... les imperfections de toutes sortes? Mais la perfection est-elle la solution?

Comment apprenons-nous à nos filles à développer leur identité de femme? La coquetterie, bien qu'ayant sa place, ne prend-elle pas tout l'espace au détriment de l'élaboration de l'identité personnelle? Quelle part reste-t-il à l'édification de cette personnalité, pourtant le siège de l'estime d'elles-mêmes? N'y a-t-il pas déjà à cet âge l'amorce d'un mauvais départ? Si elle a le privilège d'avoir un corps correspondant aux modèles proposés par tous ces magazines, elle aura une chance, que beaucoup d'autres n'auront pas, d'être fière d'elle-même et de développer son identité de femme sur un terrain d'assurance et de confiance. Mais pour toutes les autres qui voient leur bassin s'élargir et leurs seins devenir bien ronds, leur ventre rebondir un peu, bref, pour toutes celles qui développent un corps de femme différent du modèle, qu'en est-il de leur estime d'elles-mêmes? Danièle Bourque, auteure du livre *À 10 kilos du bonheur*, expliquait lors d'une conférence que le modèle de femme qui est actuellement proposé par nos chers designers de mode était en tout point celui du corps d'un homme. C'est tellement vrai, disait-elle, que certaines compagnies de cosmétiques engagent des hommes comme mannequins pour leur publicité. L'image projetée est en tout point celle d'une femme, mais le modèle est celui d'un homme.

Nous savons toutes que ce modèle est inaccessible et crée chez les femmes de profondes frustrations. Comment devenir belle si je ne ressemble pas à cela? C'est ici que l'édification de la personnalité chez l'adolescente prend toute son importance pour bien l'ancrer dans l'amour d'elle-même. À cinquante ans, nous n'ignorons pas où se trouve la vraie beauté d'un être et pourtant, comme nos rides, notre cellulite, nos varices et nos seins tombants entretiennent en nous de profonds ressentis de dévalorisation! Nous sommes toutes capables de dire à une amie combien elle est jolie malgré les traces laissées par le temps, mais lorsque c'est soi que l'on regarde dans le miroir, oups! la chanson n'est plus la même! On s'enfarge, et comment! Ce conditionnement aux standards de beauté est à ce point pernicieux que nous irons jusqu'à refuser de notre conjoint ces quelques compliments sur la belle femme que nous sommes devenue avec le temps et la maturité. Dans l'image projetée par notre société, la femme ne vieillit jamais, elle a toujours quinze ans. Il est donc évident que pour cette même société, une femme de cinquante ans et plus a perdu ses attraits physiques (ce qui sous-entend souvent, très subtilement bien sûr, qu'elle a en même temps perdu de sa valeur...). Elle ne peut plus plaire. Voilà une autre des difficultés non dites que la femme aura à vivre à cet âge. Et ce n'est pas fini. Voyons le deuxième, la carrière.

Costume moins coloré et plus ajusté que celui du travail! Excusez mon expression, je devrais plutôt dire «performance au travail». Quand je pense qu'on nous promettait la société de loisirs! Hier nous devions travailler, aujourd'hui nous devons être performant. J'ai même entendu dans l'entreprise privée le terme «proactif», ce qui signifie être actif avant d'être actif, viser la perfection, produire et produire jusqu'à l'épuisement. Est-il si étonnant de constater le nombre phénoménal de femmes et même de très jeunes femmes en dépression nerveuse? Cela signifie en termes clairs «enlever de la pression sur le système nerveux». Effectivement, le cerveau agit toujours en apportant la solution parfaite et dans ce cas il oblige tout simplement au repos, il déconnecte la machine, trop c'est trop! La performance devrait plutôt être remplacée par l'excellence. Donner le meilleur de soi-même ne signifie pas se tuer à l'ouvrage. Les femmes de cinquante ans ont appris à travailler puis à performer, tant au travail qu'à la maison. Qu'elles se retrouvent au bord de l'épuisement n'a rien d'étonnant. Elles donnent au maximum et fonctionnent souvent presque sur un mode de «survie», au radar dirons-nous quelquefois. Si, aux dépens de leur santé, elles ont appris avec le temps que le jeu n'en valait pas la chandelle, les jeunes femmes qui les suivent ne l'ont pas encore saisi et poussent leurs aînées vers la sortie à grands coups de meilleures performances. Ce qui amène ces dernières avec joie ou contre leur gré vers une retraite prématurée. Si, pour une femme, le travail représentait une partie importante de l'image gratifiante qu'elle se faisait d'elle-même, c'est un autre gros morceau de son estime personnelle qui s'en va. Pour d'autres, retraite égalera liberté retrouvée. Tant mieux!

Sur quoi jugeons-nous un individu dans notre société moderne? Sur son apparence, son emploi et sa performance évaluée en matière d'argent. Que reste-t-il à la femme de cinquante ans qui n'a plus ni l'apparence, ni l'emploi, ni le gros compte en banque? Quelle reconnaissance sociale peut-elle encore espérer avoir? Quelle place conserve-t-on? Celle de la mère? Parlons-en! Mère elle a été, mère elle restera même lorsque vient le temps où ses chers petits s'envolent du nid pour vivre leur vie. La maison qui était si étroite devient subitement très grande, parfois aussi grande que le vide intérieur qu'elle ressent. Voilà un des costumes les plus difficiles à endosser. Il demande tant d'ajustements et, en même temps, le jour venu, il est si difficile à retirer. Ajoutons à cela que socialement, le rôle de mère a perdu beaucoup de sa valeur au fil des dernières années. C'est la carrière, aujourd'hui, qui est encensée. Parlez-en aux femmes qui ont choisi de rester à la maison et vous verrez, cela n'impressionne personne sur un curriculum vitæ. Et pourtant... Chaque mère sait jusqu'à quel point ce fut le rôle le plus important de sa vie. Chaque sourire, chaque larme que les enfants versent nous renvoient l'importance d'avoir une mère aimante auprès d'eux. Si, pour une femme, le rôle de mère représentait une partie importante de l'image gratifiante qu'elle se faisait d'elle-même, c'est un autre gros morceau qui la quitte avec le départ des enfants.

Observez-vous la redondance? D'une identité à l'autre, d'un costume à l'autre, la cinquantaine se vit souvent sous le signe de certains deuils à faire. Tout cela ne serait pas mal venu si, comme dans certaines autres cultures, on réservait à la femme plus âgée une place de choix. Si ces deuils s'ouvraient sur une période de joie, face au travail accompli jusque-là, au milieu de sages auxquels on reconnaît cette valeur inestimable qui ne s'acquiert qu'avec le temps. Malheureusement, dans les civilisations dites évoluées, si vous ne pouvez plus «performer», vous ne pouvez que vivre «aux crochets de» et ne pas trop exiger en retour. On vous met au rancart, on ne vous reconnaît plus. Aujourd'hui, il vous est possible de recevoir votre carte de l'âge d'or à partir de cinquante ans. C'est donc que dès cet âge vous faites maintenant partie du troisième âge, du bel âge, de l'âge d'or ou de cette sous-catégorie qui doit crier haut et fort pour se faire entendre tant on préfère ne pas l'écouter. Quelles sont celles d'entre vous qui se sentent vieilles à cinquante ans? À cette période de la vie où l'on arrive à peine à la pleine possession de ses moyens, où le temps est redonné et où l'expérience confère à la personnalité toute sa force et toute sa beauté, on se sent plutôt en pleine effervescence.

La ménopause signe d'importants changements dans la vie d'une femme. Bien au-delà des symptômes, elle est une période charnière qui nous permet de réorienter nos choix et notre façon de nous vivre.

Ne plus se «nier», c'est se «soigner»

Revenons au rôle de mère, mais abordons-le dans une autre de ses dimensions. Ce rôle est devenu, avec le temps, comme une deuxième peau et, au tournant de la cinquantaine, il permettra une remise en question profonde. Lors du départ du dernier enfant, cette peau, comme celle du serpent, s'effrite graduellement et amène la femme à découvrir ou à redécouvrir la couche du dessous qui la plongera souvent dans une grande confusion. Si je ne suis plus une mère, alors qui suis-je? Que reste t-il de la femme en moi sous le costume de la mère?

Entre la femme en devenir et la mère, il y eut l'amante, l'épouse. La vie en coulisse a-t-elle prévu les changements de costumes? Nous a-t-elle appris à aller de l'un à l'autre afin d'y trouver pleine satisfaction ou l'un a-t-il enlevé la place aux autres.? A-t-on pu être tout à la fois femme, mère, amante et conjointe? Sommes-nous encore capables de laisser vibrer cette nouvelle peau? Vous est-il arrivé de sentir la mère prendre toute la place jusqu'à l'étouffement de votre sensualité féminine, jusqu'à l'étouffement de votre désir sexuel?

Nous l'avons toutes vécu à des degrés différents ou ressenti pendant ou après les grossesses. Pour plusieurs femmes, ce fut la fin de leur dimension sexuée et vibrante à l'homme, tout cela se produisant sans même qu'elles en prennent conscience. Il arrive trop souvent que bien des femmes de cinquante ans aient fait, depuis bien des années parfois, une croix sur leur vie amoureuse, abandonnant dans la même foulée leur vie sexuelle. Voilà un aspect de la ménopause dont on parle rarement, pour ne pas dire jamais.

N'existe-t-il pas à cette étape de la vie, au même titre qu'à l'adolescence, des craintes, des doutes, des émotions face au devenir de notre sexualité? Allons-nous cette fois encore laisser le maquillage cacher la peur de ne pas être désirée? Le camouflage du paraître ayant la limite du costume, celui-ci devient complètement inutile lorsqu'on se déshabille... Que ferons-nous alors? Combien de femmes de cinquante ans osent encore se montrer sensuelles, à la recherche de l'assouvissement de leurs désirs charnels? Bien, voyons! De quoi auraient-elles l'air!? De quoi auraient-elles l'air dans leur tentative de séduire l'homme qui a partagé leur vie en utilisant quelques dignes apparats des plus *sexy* sur ce corps qui a vieilli? La peur nous empêche de devenir la plus attirante des femmes que l'on puisse être, mais la peur de quoi? Peut-être celle du ridicule, si la comparaison au modèle s'impose à notre esprit?

Il n'y a pourtant rien de plus beau qu'une femme qui se sent belle et attirante peu importe sa grandeur, peu importe son poids, peu importe ses imperfections. Seul importe ce qu'elle laisse dégager de sa féminité et de sa sensualité. Rien de plus beau qu'une femme en amour avec elle-même. Souvenez-vous de «cette fois» où un autre homme que votre conjoint vous a fait quelques avances... Pur délice, n'est-ce pas? Parce que soudainement, un regard qui n'est pas celui qui vous connaît si bien vous rappelle que vous êtes toujours une femme attirante. Oups! l'avais-je oublié?

S'il me tenait à cœur, à la fin de cet essai, d'aborder avec vous cet autre versant de la vie de la femme ménopausée, c'est que bien souvent en consultation je sens cette souffrance chez plusieurs femmes. Je crois profondément qu'il faut en parler. Je le fais simplement, comprenez-le bien. Je ne suis ni psychologue ni psychothérapeute, mais simplement femme, moi aussi.

Je souhaite que ce survol aide chacune d'entre vous à lever le voile sur sa beauté.

Je vous laisse terminer votre lecture avec une nouvelle que j'ai écrite il y a deux ans. Pourquoi intégrer une nouvelle, qui plus est une nouvelle érotique, dans un livre sur la ménopause? Parce que cela fait partie de tout ce que nous vivons en tant que femme et qu'à cinquante ans, ou un peu avant ou un peu après, il nous arrive d'oublier celle qui nous habite. J'ai fait lire ce texte à des femmes jeunes, plus âgées, avec ou sans enfants et aussi à quelques hommes et les réactions ont été nombreuses. C'est alors que j'ai pris conscience que ce texte touchait une corde sensible, un endroit secret tellement bien gardé qu'on avait même oublié son existence. Si tous les rôles de notre vie de femme nous font changer de costume, ils se vivent tous dans le même endroit du corps. Douleurs de menstruations, accouchements, plaisir et orgasmes siègent à la même adresse corporelle. Notre bassin en est le lieu. Il superpose tous ces ressentis dans le physique, et il est donc logique qu'il puisse y avoir confusion dans les rôles. Et je crois que pour la plupart d'entre nous, c'est entre quarante et soixante ans que l'on en prend parfaitement conscience.

Je tiens à remercier Diane Lavallée, présidente du Conseil du statut de la femme, pour avoir publié ce texte en extraits dans *La gazette des femmes* de juillet-août 2001. Et à Françoise Guénette pour son aide, sa patience et son respect, lorsqu'il fut nécessaire de réduire le texte pour fins de publication. Je tiens aussi à lever mon chapeau bien haut à Nathalie, à son courage et à sa volonté après qu'un malheureux accident lui est arrivé. Tu m'as offert force, courage et détermination, merci à toi. Merci aussi à toutes les merveilleuses femmes que j'ai rencontrées et à celles qui sont là plus loin sur ma route... Chacune me fait don de sa richesse, de sa beauté, de sa sensibilité et m'aide à devenir moi-même plus sensible, plus belle, plus riche intérieurement.

Bibliographie

ATHIAS, Gérard. «Racines familiales de la "mal a dit"», *Psychologie*, 1999.

BALCH, James F. et Phillis A. BALCH. *Prescription for Nutrition Healing*, New York, Avery Publishing Group, 1993.

BOURQUE, Danielle. *À 10 kilos du bonheur*, Montréal, Éditions de l'Homme, 1991, 231 p.

CHELF HUDON, Vicki. *150 délicieux desserts*, Montréal, Stanké, 1982, 207 p.

CHELF, Vicki. *La grande cuisine végétarienne*, Montréal, Stanké, 1995, 308 p.

CHOPRA, Deepak. *La santé parfaite; la percée quantique de la médecine*, Paris, A.L.T.E.S.S., 1991, 398 p.

CHOPRA, Deepak. *Le corps quantique*, Paris, Interéditions, 1990.

CRÈVECŒUR, Jean-Jacques. *Le langage de la guérison*, Dijon-Quetigny, Éditions Jouvence, 2000, 350 p.

FRAPPIER, Renée. *Le guide de l'alimentation saine et naturelle*, Montréal, Presses de l'Université de Montréal inc., 1990.

FRAPPIER Renée et Danielle GOSSELIN. *Le guide des bons gras*, Montréal, Éditions Asclépiade inc., 1995.

GRACI, Sam et Daniel-J. CRISAFI. *Les superaliments*, Montréal-Toronto, Chenelière/McGraw-Hill, 1998.

HAMER Ryke Geerd. *Fondement d'une médecine nouvelle*, Cologne, Éditions l'ASAC, 1993.

JENSEN, Karen. *Menopause*, Scarborough, Prentice Hall, 1999.

KOUSMINE, Catherine. *Soyez bien dans votre assiette jusqu'à 80 ans et plus*, Primeur Sand, 1985.

LAGARDET, Jean-Jacques. *Notes de cours, psychobiologie selon les données du docteur Hamer*, Montréal, 1999.

LAMBERT-LAGACÉ, Louise. *Ménopause, nutrition et santé*, Montréal, Éditions de l'Homme, 1998.

LEE, John R. *Équilibre hormonal et progestérone naturelle*, Luisant, Sully éditions, 1997.

LESSER, Michael. *La thérapie des vitamines et de l'alimentation*, New York, Terre Vivante, 1980.

MARTEL, Jacques. *Le grand dictionnaire des malaises et des maladies*, Sainte-Foy, Éditions ATMA internationales, 1998.

ORNISH, Dean. *Eat More Weigh Less*, New York, Harper Perennial, 1994.

PAULING, Linus. *Profitez des vitamines*, Louiseville, Primeur Sand, 1988.

PFEIFFER, Carl et Pierre GONTHIER. *Équilibre psychobiologique et oligoaliments*, Flers, Équilibres Aujourd'hui, 1989.

PLANTE, Colombe. *Les combinaisons alimentaires*, Varennes, AdA inc., 1999.

SIMONTON, Carl. *Guérir envers et contre tout*, Paris, ÉPI, 1982.

SPENCE, Alexander P. et Elliot B. MASON. *Anatomie et physiologie, une approche intégrée*, Montréal, Éditions du Renouveau Pédagogique inc., 1983.

Starankyj, Danièle. *La ménopause: une autre approche*, Richmond, Orion, 1995.

VALNET, Jean. *Phytothérapie*, Paris, Maloine S. A., 1984.

WILLARD, Terry. *Textbook of Modern Herbology*, Calgary, Wild Rose College of Natural Healing Ltd.,1993.

L'amante, la mère et moi

Une rue, un quartier de Montréal, je marche, il fait froid. Pas le froid de l'hiver mais celui de l'automne qui pénètre jusqu'aux os. Je lève les yeux, c'est bien là, bonne adresse mais pas de lumière. Peut-être ne sera-t-il pas au rendez-vous. Après tout, rien n'était établi de façon définitive.

Nous lui avons proposé un massage à quatre mains. Marie aussi a froid. Aussi bien marcher encore un peu et revenir plus tard.

Au retour, la lumière est au rendez-vous et lui aussi. Je suis mal à l'aise. Qu'est-ce que je fous là, je ne suis même pas massothérapeute. Marie saura comment faire, elle a la compétence. Tout compte fait, je laisse tomber, il aura un massage mais sans moi, je lirai, j'attendrai que ce soit fini.

On installe les bougies, odeurs douces et chaleur habille-ront l'ambiance qui se doit pour ces moments où l'on s'offre la caresse d'étrangères venues pour remplir ce qui est vide, très vide depuis trop longtemps. Un cadeau pour un homme qui souffre et que la vie a mis sur notre chemin.

On le laisse quelques minutes, délicatesse hautement appréciée pour qu'il puisse se déshabiller et se coucher sur la table de massage.

Il se glisse dans le drap encore frais du dehors, un gros duvet viendra aussitôt le recouvrir; pas de froid, que de la chaleur, douce chaleur.

Je reviens hésitante, une envie subtile, un besoin d'entrer en contact avec lui. Puis, je me sens basculer, je dois le toucher, le palper. Cela devient plus fort que moi et je m'impose à ses pieds. Marie massera son dos.

Alors qu'elle commence, ma main est hésitante. Que faire, comment le faire? Vite, une technique s'il vous plaît, on fait ça comment, un massage? J'en ai bien reçu mais jamais donné, à part aux enfants bien sûr. Pas suffisant, je reste là, inutile et confuse. De découragement, je ferme les yeux et subitement une sorte d'énergie se transporte jusqu'à mes mains qui commencent à bouger lentement.

De l'huile, j'avais oublié! Et puis, ces pieds sont si secs, mais aussi gracieux, longs et agréables à voir. J'ai toujours remarqué les pieds des hommes, ils trahissent si facilement tout ce qu'ils sont. Et les siens me plaisent. Quelle folie!

Le contact de l'huile sur mes mains qui les réchauffe fait déjà monter en moi quelques effluves chaudes. Et voilà! Je touche, sans risque: ce ne sont que des pieds.

Plus mes yeux se referment, plus mon âme se met de la partie faisant resurgir une longue vague langoureuse; mes mains visitent chaque centimètre de ce pied et lentement, j'entre en contact avec lui. Je suis tellement concentrée que j'en oublie Marie qui glisse en professionnelle sur son dos essayant de dénouer un cœur bafoué par des amours tortueuses.

En réalité, je sais très peu de chose de sa vie. Mais je sais sa souffrance, je la reçois. Plus rien ne passe par mon cerveau.

Je replonge dans ce contact tout à fait délicieux, mes doigts s'aventurent entre ses orteils, un pur délice de sensualité. Un doigt puis un autre, et c'est finalement tous mes doigts qui s'introduisent entre les siens. C'est doux, ça glisse comme... non surtout pas ces idées-là, tu vas trop loin, touche et palpe, mais ne dérape surtout pas!

J'étire le plaisir au maximum, car j'en ai, c'est indéniable.

Quel bonheur! Il a un deuxième pied à m'offrir comme un cadeau de ce corps généreux qui, s'il se le permettait, roucoulerait de joie et de bonheur, j'en parierais ma chemise, non pas ma chemise, c'est trop risqué, plutôt quelques dollars.

Une plus grande assurance guide mes mains, je me risque même un peu plus haut sur son mollet poilu et c'est doux et c'est beau, un peu trop.

Marie lui demande de se retourner et sans dire un mot me fait signe de masser sa jambe en même temps qu'elle fera l'autre; pourquoi pas, me voici accréditée.

Mais un pied est attaché à une cheville qui, elle, l'est à un mollet, suivi d'un genou et d'une cuisse qui s'étend bien longue jusqu'à la fesse. Je suis les mouvements qu'elle m'indique. Et nous remontons ensemble à quatre mains sur ces jambes velues découvrant un joli corps d'homme. Et nous montons encore de l'intérieur et de l'extérieur une main caressant sa hanche, sa fesse et l'autre passant si près de sa jouissance. Mes yeux croisent ceux de Marie. Heureusement qu'elle est là! J'ai chaud, je transpire des émotions venues de je ne sais où et j'ai envie d'aller plus loin, plus haut et plus langoureusement; mes avant-bras se mettent en contact. Agrandir la surface de mon corps qui peut le toucher, le vampiriser, l'amener au paroxysme du plaisir. Ma fatigue a complètement disparu, effacée; oserai-je plus encore?

Je me dirige vers sa tête, seules ces deux extrémités me permettront de ne pas franchir la limite du massage amical. Et je referme les yeux et je repars. Le découvrant, le pénétrant de mes doigts le long de sa nuque, j'impose mon toucher derrière ses oreilles. Je remonte dans ses cheveux et masse son cuir chevelu minutieusement, soigneusement, amoureusement. Je tourne sa tête d'un côté, puis de l'autre. Ma chemise l'effleure, mon énergie se mêle à la sienne. J'explore son visage, laissant glisser mes mains de son front à ses joues jusqu'à sa bouche pulpeuse. Je ne me contiens plus et lui dis tout du bout des doigts. Une grande sensualité m'habite. Je ne l'avais pas laissée être depuis si longtemps. Que c'est bon, si bon de me sentir revivre, sensuelle, femme; je m'exalte, à l'apogée... Et j'ouvre les yeux et il me surprend, me regardant tendrement. Je rougis, prise au piège de mes propres plaisirs émergeant.

J'allais presque m'excuser, je suis confuse. Mais Marie tient le fort et m'indique la prochaine étape.

Nous passons toutes les deux à ses bras, à ses longues mains qui pourraient... Et subtilement, remontant son bras, je laisse sa main sous mon aisselle s'approcher de mon sein tendu n'attendant qu'un geste de plus pour se perdre entre ses doigts.

Encore, j'en redemande plus que lui, je crois... Tout est si subtil et délicat, je n'ai jamais rien vécu d'aussi électrisant sans que rien ne soit dit, prémédité. Mais elle dépose l'autre bras sous la couverture chaude et je me vois bien obligée d'en faire autant. Recouvrir ma propre jouissance de ses habits du quotidien pour que personne ne perçoive la déroute dans laquelle je suis.

Et puis, c'est la fin, celle que seules les mains expertes de Marie achèveront dans la plus pure tradition du massage, sans moi.

S'éloigner vite, pour reprendre une possible contenance, refaire le masque du «Eh bien, ça va, mon pote, t'as aimé?» Surtout ne pas croiser encore ses yeux, ce serait beaucoup trop dangereux. Je me meurs et me consume dans la chaleur du désir.

Huit heures trente, les cours reprennent. Je n'ai pas beaucoup dormi mais plutôt rêvé à lui. Il commence son cours, j'aime ses propos qui m'ouvrent tous les horizons de la vie.

Y a-t-il quelque chose qui a changé depuis hier soir? Non, en fait, rien n'y paraît, il semble ravi de sa soirée, de ce massage, mais sans plus. Ce n'était qu'un passage, une simple divagation sur fond de manque. Fermons le tiroir des sens pour ouvrir celui de la compréhension intellectuelle. J'y arrive presque. La pause, malheureusement, lui permet de repasser près de moi et son odeur me revient plus intense que jamais. Une bouffée d'air, vite je sors, encore.

Le dîner se passera à l'éviter, mais il s'installe dos à ma chaise et je le sens, captive prise au piège de mes propres fabulations.

Je repasse mon rêve de la nuit. Je me suis réveillée tôt, le bas du ventre transi de douleurs, d'envies non assouvies. Sans danger, j'ai pu le laisser s'approcher, tendre ses lèvres jusqu'aux miennes, les laisser m'engloutir. Lui permettre une pénétration entre mes cuisses chaudes et humides. Sentir mon sexe crier son dû et m'éveiller dans cette chambre laide et impersonnelle où rien de réel ne pourra se produire.

J'ai perdu plusieurs explications, j'ai peine à rester attentive. Je le regarde, en fait je ne peux détacher mes yeux de lui, et par mon regard refaire cent fois les caresses de la veille sur son visage, sur son intimité.

Mais allons bon, reviens à la réalité, ma vieille, il est temps, grand temps. Tu partages ta vie avec le même homme depuis vingt-trois ans. L'aîné a quinze ans, quinze ans dans la peau de la mère, trois enfants plus tard que reste-t-il de la femme? Et ton corps a tant changé qu'il t'est presque étranger. Tes seins ont servi à nourrir, ton ventre s'est gonflé jusqu'à l'éclatement et ton bassin a tant souffert lors de chacun des passages d'un nouvel être à la vie. L'amant est devenu mari et les gestes du quotidien ont justifié ta vie. Au fond, tu leur as tout donné sans aucune restriction et tu te retrouves à quarante ans passés devant tes envies enfouies. Que peux-tu en réalité espérer d'un homme de quelque douze ans ton aîné, qui partage sans aucun doute son lit avec tant d'autres femmes? Douche froide de la réalité qui prend le dessus, triste constat mais tout à fait juste et exact. Section des causes perdues, repassez la semaine prochaine, madame, nous verrons s'il y a quelqu'un de disponible.

Mais comment tout cela a-t-il pu se produire, moi qui me pensais heureuse? Où est la marche arrière? Un désir s'est évadé et je ne vois plus que lui.

La faim m'a quittée, je saute le repas du soir et remonte à ma chambre. Un bain bien chaud, quelques odeurs suaves apaiseront la tempête. Le bain, comme un havre de paix et de douceurs où je me suis si souvent réfugiée. Moment ultime d'une journée à «bardasser» entre deux brassées de linge, les bobos de l'un, les pleurs de l'autre et le boulot du bureau pas encore fait. Quelques minutes juste à moi, une porte fermée derrière une femme ou ce qu'il en reste. Plongée dans une eau parfumée, simple geste, non, le seul de la journée qui n'est que pour moi. La mère dans la mer, elle se noie.

Ce soir, il donne une conférence deux étages plus bas, si près. J'ai du travail, des notes à revoir, des trucs que je n'ai pas bien compris, rien de surprenant j'ai si peu écouté! J'ouvre livres et notes, je m'installe, décidée à tourner la page. Mais tout est blanc, les écritures s'envolent, il ne reste que lui, que son odeur enchevêtrée dans mon désir resurgissant. Un chemin s'ouvre entre ce désir profond et la possibilité de le faire glisser dans la réalité. Je retire mes vêtements de nuit et enfile de jolis dessous, une chemise blanche entrouverte sur une chair brûlante, un pantalon et je file. Je dévale l'escalier, mon cœur arrive le premier.

La salle est pleine, il les captive comme toujours. Je m'installe tout au fond, je transpire de sensualité: m'a-t-il remarquée?

La dernière heure m'offre juste l'espace-temps pour me permettre d'élaborer une stratégie pour me retrouver seule avec lui, après. Temps, tu m'obliges à tant de patience. Les minutes de la fin sont longues et interminables.

Ma raison m'a laissée, je ne suis que pulsion.

Mon cœur accélère son rythme, tout le monde est parti, sauf lui et moi. Nos odeurs se recroisent et se reconnaissent; le vent tourne. Une autre fois, rien ne se dit et tout est là, j'assouvirai ma faim, je le sais, je le sens. Un «je te reconduis?» suffit, entente tacite, ça se passera chez lui.

Un appartement loué en plein centre-ville, c'est sa maison pour le temps de son séjour, il n'est pas d'ici.

On roule, ma tête tourne, je me sens dangereuse au volant, il y a trop de lumière. Mais je sais que chaque minute à partir de maintenant est un cadeau que je m'offre. Pourvu qu'il me trouve belle.

Une jolie cour arrière offre la noirceur et juste ce qu'il faut d'intimité pour ne pas percevoir le feu de nos joues. On entre par la cuisine, il file à droite dans ce long corridor que je découvre plein de toiles, de personnages et de lieux. J'examine, tourne à gauche jusqu'à une salle à manger où il semble évident que personne ne s'attable plus. Le piano si gracieux se tait; depuis quand? J'entends quelques bruits d'eau, puis des pas. Je me retourne et il est là. Il m'enlace fougueux, sa bouche me dévore, ses mains voudraient être partout à la fois. Il ne découvre pas, il tempête, se déchaîne.

La même douceur qu'au massage enveloppe mes mains, je le caresse et l'apaise. Doucement, lentement, bel amant, prends ton temps, savourons chaque seconde, ne perdons rien.

Mes doigts défont lentement chaque bouton de sa chemise, prenant soin de caresser ce qu'ils découvrent. Chair d'homme si différente de ce que je connais. Il fait glisser mon chemisier, dégrafe et palpe à son tour. Se découvrir, laisser nos sens se confondre, ne plus savoir où l'on est, perdre la carte, enfin!

Un à un, les vêtements tombent, l'urgence s'apaise, chaque seconde prend son droit de vivre, de jouir profondément.

Il se dirige vers la douche, l'eau nettoiera la journée de travail. Je pénètre derrière le rideau, je ne te laisserai pas seul, je te veux pour chaque instant.

Le savon moussant offre la même caresse que l'huile, nos peaux se parlent, se tendent, s'enlacent. L'eau coule dans ma bouche, je goûte. Son sexe se dresse sur ma langue. Mes mains glissent sur ses jambes qu'elles reconnaissent et sur ses fesses comme suspendues dans un autre temps. Il me relève et m'enlace, comme cela est bon.

Le temps d'une serviette et nous voilà dans le lit. Son toucher est doux et pénétrant. Il éveille chaque centimètre de ma peau où la sensualité avait disparu. Ma vulve brûle sous ses doigts, l'envie de l'avoir à l'intérieur de moi s'impose. Je l'y incite, je lui propose et il entre loin, loin dans mon être, rejoindre la femme souffrante que je n'avais pas vu se cacher. Une longue vague de plaisir monte jusqu'au torrent de mon ventre qui déborde de volupté. Mes entrailles hurlent les joies de la liberté, de longs sons quittent ma gorge me reliant à l'univers tout entier, au paradis perdu et retrouvé. Il sait aller et venir, retenir, attendre le moment où, entre deux souffles, je m'envolerai à nouveau. Mes cuisses le caressent, suivent le mouvement, mes bras l'effleurent et s'enroulent. Le temps pourrait s'arrêter là, je suis comblée de plaisir. Je bascule sur lui, mes reins retrouvent le rythme de l'amour, mes seins disparaissent entre ses mains.

Mes hanches sont celles du plaisir, son sexe se laisse jaillir, douce chaleur, nuit d'amour.

Tendrement, entre mes bras, il se laisse glisser, la fatigue s'impose à lui. Va, bel amant, recouvrer tes forces dans le sommeil. Moi, je veillerai à ce que chaque instant près de toi ne m'échappe. Je te caresserai et te sentirai encore mieux comme pour être sûre de ne pas t'oublier. Rien de ton corps ne m'est étranger, je partirai avec tout.

Car je devrai partir plus tôt que tu ne le souhaites. Croissants et café se passeront de moi. Nous n'aurons pas le temps de dire.

La route défile devant moi, deux heures pour réintégrer mon corps. Une heure 55 minutes à refaire la nuit, cinq minutes à me préparer pour reprendre mon rôle dans cette maison qui est mienne. Heureusement, la nuit camouflera mon émoi; quelques heures de sommeil me permettront de changer de robe.

Au matin, ils seront là, heureux de retrouver leur mère après quatre jours d'absence, une éternité pour eux, un espace-temps pour moi.

C'est auprès de l'homme que j'ai choisi il y a vingt-trois ans que je siroterai mon café noir, chaud et brûlant. Entente d'aventures possibles déjà prise, il ne posera pas de questions. Je prendrai le temps, celui qu'il me faudra pour remettre mes envies à l'heure juste de mon âge et de ma réalité. Aucune culpabilité, aucun remords, juste la certitude d'avoir fait un geste de survie humain, féminin.

Deux jours de vacances en banque, ils ne seront pas de trop.

Dernière journée seule, toujours près du feu à siroter mon café. Je remets la même musique, enveloppante. Je ne t'ai pas encore laissé, tu m'entoures, je te garde une journée de plus, sauvée de la réalité du boulot et de la famille. Après, après je devrai mettre tout cela dans un beau tiroir à souvenirs.

Deux jours à planer, à ne plus être vraiment dans la même peau. Même les enfants et les chats ont perçu le changement. Maman n'est plus là, elle est quelque part ailleurs. Comment vais-je trouver un endroit où ces deux parties de moi-même pourront vivre ensemble? J'ai peur d'oublier et de refermer cette extraordinaire sensation de plénitude et en même temps de manque. Le manque de l'amant, de ce moment où la vie aurait pu s'arrêter parce que tout était parfait. Havre de paix si peu fréquenté. Moi qui me croyais heureuse, comment l'être sans ce prodigieux contact au sens et à l'amour. Comment vivre sans la femme?

Est-ce aussi possible de la retrouver dans le quotidien? Bien que la vie soit aussi dans chacun des gestes faits, chaque baiser donné, chaque caresse du matin, chaque manteau attaché, chaque foulard enroulé autour du cou qui à la fois me donne une bonne raison d'être là et depuis deux jours le goût de fuir… Elle ne veut plus être mère, c'est la première fois.

Je t'ai imaginé au pas de ma porte m'offrant un continuum d'amour près du feu et je sais que je te dirai non. Envers et contre toutes les cellules de mon corps parce qu'ils sont là et ne pourraient comprendre, pour ne pas les blesser à vie. Et je comprends pourquoi tu es là aussi, chez toi avec elles, tes filles.

J'ai fait l'amour ce matin. J'ai compris que quelque part dans mon vagin siégeait la femme oubliée. Il fut plus long à la trouver car une fois de plus, elle s'était cachée. Comment être tout à la fois conjointe, maîtresse, femme et mère? Comment déjouer l'une pour rejoindre l'autre? Et puis, je lui ai dit: «Viens, ma belle.» Ici aussi le plaisir profond de la femme peut s'exprimer, laisse-toi jaillir. La porte, il a pris soin de la refermer sans petit intrus risquant de piéger la femme jouissante. La mère ailleurs, s'il vous plaît, ailleurs…

Et puis, tu me revenais, sensations ultimes dans mes chairs, celles dont tu t'es appliqué à faire languir, et puis jouir et languir encore. Le plaisir ne serait-il qu'à l'extérieur de ce lit qui à la fois a soutenu des corps jouissants ou le mien accouchant?

Le plaisir, je veux le retrouver ici. Maintenant qu'il a rejailli de mon ventre, qu'il reprenne enfin sa place et qu'il m'habite à nouveau chaque fois qu'il me prendra, celui que j'ai choisi il y a si longtemps déjà.

La brume se dissipe, je ne pourrai pas rester accrochée encore longtemps, la réalité me rattrapera à leur retour de l'école et le patron, demain, me voudra présente.

Folie douce dans laquelle je me laisse aller, plaisir d'amour, soupçon de paradis que l'on croyait oublier. Tu as tourné ma planète à l'envers, c'était sucré *as an apple pie*.

Oh! Je te voudrais près de moi encore à te caresser sans cesse, à ne plus te laisser t'endormir, à te combler. Ou est-ce la femme que je ne veux plus laisser s'enfouir, qui veut encore sentir, jouir, vivre?

Je te connaissais avant, mon amant, j'ai goûté à nouveau ta peau, caressé à nouveau un corps déjà palpé.

Je t'ai aimé ailleurs, autre temps, autre dimension. Je t'ai retrouvé, mes cellules se sont réveillées, mémoire cruelle sur ces moments éphémères. Ou... souvenir des premiers pas avec celui qui partage ma vie.

Viens, qu'on se retrouve! Viens refaire connaissance, j'ai une merveilleuse femme à te présenter.

Écrire ces quelques mots, mots pour laisser la brèche ouverte sur la femme que je suis. Mots pour ne pas «maudire» la mère, parce que la vraie vie est quelque part par là avec les deux... et toi.

L'étoile de «mère»

Une étoile de mer
Voulait devenir une étoile d'air.
Sans que personne ne la vit,
Grimpa, grimpa dans le ciel et s'illumina.

Belle étoile, belle étoile, mais que fais-tu là?
«Je flotte dans le ciel pour être encore plus belle.»

Arnaud R. Lepoutre (septembre 2001)

Pour joindre les auteurs

La Maison de la santé
622, Saint-Joseph Est
Québec (Québec)
G1K 3B9
Téléphone: (418) 650-2666
Télécopieur: (418) 682-1278
Courriel: ms@mediom.com

Mes notes personnelles

Mes notes personnelles

Mes notes personnelles

Mes notes personnelles

Mes notes personnelles

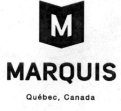

MARQUIS

Québec, Canada

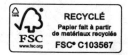

RECYCLÉ
Papier fait à partir
de matériaux recyclés
FSC® C103567